如何应对乳腺癌

——写给患者和家属的书

李金锋　编著

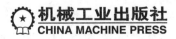机械工业出版社
CHINA MACHINE PRESS

科学技术文献出版社
SCIENTIFIC AND TECHNICAL DOCUMENTATION PRESS

乳腺癌已成为严重威胁妇女身心健康的重要疾病，其发病率在我国主要城市女性恶性肿瘤中占第一位，且每年以 2.4% 的速度递增。

本书作者根据近年来乳腺癌研究与治疗领域的新成果、新技术并结合自己三十几年的行医体会，以书信的形式，对一些乳腺癌患者及其家属普遍关心的易发（高危）因素、早期诊断和表现、确诊、解读病理报告、制定治疗计划和方法、易混疾病、术后康复和心理支持、乳房重建、化疗、患癌苦恼与对策、复发及对策、病人的生活饮食问题等问题一一进行解答，以期消除患者及其家属在该病诊断、治疗及康复等诸多方面存在的误解，以便更好地配合治疗和加快康复。

图书在版编目（CIP）数据

如何应对乳腺癌：写给患者和家属的书 / 李金锋编著. —北京：科学技术文献出版社：机械工业出版社，2016.12

ISBN 978-7-5189-1995-6

Ⅰ.①如… Ⅱ.①李… Ⅲ.①乳腺癌—防治 Ⅳ.①R737.9

中国版本图书馆CIP数据核字（2016）第235300号

机械工业出版社（北京市百万庄大街22号　邮政编码100037）
策划编辑：何文军　责任编辑：何文军　李宣敏
责任校对：潘　蕊　封面设计：张　静
责任印制：孙　炜
北京中兴印刷有限公司印刷
2017年9月第1版第1次印刷
130mm×184mm·7.75印张·96千字
标准书号：ISBN 978-7-5189-1995-6
定价：40.00元

凡购本书，如有缺页、倒页、脱页，由本社发行部调换

电话服务　　　　　　　　　网络服务
服务咨询热线：010-88361066　机工官网：www.cmpbook.com
读者购书热线：010-68326294　机工官博：weibo.com/cmp1952
　　　　　　　010-88379203　金书网：www.golden-book.com
封面无防伪标均为盗版　　　教育服务网：www.cmpedu.com

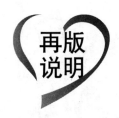

再版说明

　　《如何应对乳腺癌》一书已出版十年，其间连续六次印刷。在此首先感谢广大患者和相关人员的支持与厚爱。同时笔者也为此书能为您的康复和生活带来一定的帮助感到欣慰。十年来，乳腺癌的诊治领域又有了一些新的变化，许多患者和朋友希望将一些新的内容补充进去。为此，笔者再次搜集相关资料，将一些新的理念、新的证据纳入新版，同时更正部分旧版陈旧内容。希望此书能够服务于更多需要的朋友！

李金锋

2016 年元月

序

　　乳腺癌是当今女性发病率最高的恶性肿瘤，也是对女性身心健康影响最为严重的恶性肿瘤。虽然近年来乳腺癌的诊断和治疗水平与以往相比进步较快，但在许多与治疗和康复相关的环节与发达国家相比还有较大差距。

　　李金锋医生多年来从事乳腺癌的临床与研究工作，积累了丰富的临床经验，特别是在乳腺癌保留乳房治疗和乳房成型方面尤为突出。在临床工作中我们发现，无论在乳腺癌的诊断治疗还是手术后的康复方面，患者和家属在理解上都存在许多误区，这将直接影响诊断与治疗的顺利进行。李医生在工作之余，收集大量国外文献资料并结合自身经验，对乳腺癌的诊断、治疗以及康复过程中可能涉及的问题，从患者和家属的角度深入浅出地进行详细的阐述。书中还特别加进了乳腺癌手术后的成型和手术后如何看待性和生育等章节，这是以前很少提及但又非常重要、需要患者和家属必须认真面对的问题。

该书不但对乳腺癌患者和家属有益，对于希望了解乳腺癌、关心乳腺癌患者的所有女性和男性朋友均值得一读。

期盼该书早日出版发行！

林本耀

2006 年 2 月于北京

前言

众所周知，近年来乳腺癌的发病率正逐年上升，目前在我国大中城市，占女性恶性肿瘤第一位或第二位，成为严重威胁妇女身心健康的重要疾病。

另一方面，近年来，乳腺癌的研究与治疗领域也在发生明显变化，治疗理念和治疗方式都与以往有所不同。当前，乳腺疾病专业医生相对于广大女性群体而言还很不够，普通医生对乳腺癌的了解也不充分，乳腺癌患者及其家属对乳腺癌的理解更是肤浅。在笔者从医的二十几年中，深知乳腺癌患者及其家属在该病的诊断、治疗及康复等诸多方面存在误解，为了更好地配合治疗和治疗后康复，她（他）们迫切需要这方面的知识。

　　医生日常工作繁重，常常做不到对每位患者都能解释清楚。有鉴于此，笔者查阅部分国外资料并结合自己行医体会，将一些乳腺癌患者及其家属最为关心的问题整理成册，希望能对她（他）们有所帮助。

　　水平所限，难免出现错误的观点和结论，望海涵。

　　特别感谢恩师林本耀教授多年来对我的培养，并感谢他为本书作序！

编者

2006 年 2 月于北京大学临床肿瘤学院

暨北京肿瘤医院乳腺癌预防治疗中心

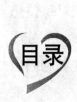

目录

如何应对乳腺癌

乳腺癌在西方国家是除皮肤癌之外发病率最高的女性恶性肿瘤，以美国为例，妇女所患恶性肿瘤中，每 3 例就有 1 例为乳腺癌；平均每 7 位女性中就将会有 1 位患乳腺癌。2005 年，美国乳腺癌新发病例达 27 万，另外还有 1700 位男性患乳腺癌。虽然我国乳腺癌发病率远低于西方发达国家，但在大中城市已占女性恶性肿瘤的第一或第二位，且发病率仍在逐年上升。据 2013 年北京市户籍居民女性恶性肿瘤发病构成分析，乳腺癌占第一位，达 67/10 万。本书旨在帮助乳腺癌患者及其家属了解并认识乳腺癌，从而更好地配合治疗，使患者早日康复。

① 认知乳房

女性乳房是位于胸前代表第二性征的一对性器官，每个乳房由 15~20 个乳腺小叶组成。每个小叶又由许多更小的腺小叶组成，在腺小叶的末端是被称作腺泡的盲端，在这里可以分泌乳汁。乳腺小叶、腺小叶和腺泡由很细的小管连接，被称作乳腺导管。乳腺导管直通位于乳房中央的乳头。乳头周围颜色较深的皮肤称作乳晕。在乳腺小叶和导管的周围充满脂肪组织。乳房内没有肌肉，胸肌和肋骨位于乳房之后。

每侧乳房均含有血管和淋巴管，淋巴管引导无色透明的淋巴液至蚕豆形的淋巴结，乳房引流淋巴结多达十几枚至几十枚，多数在同侧腋窝，其次在胸骨旁的胸腔内。

图 1-1 为正常女性乳房解剖图示。

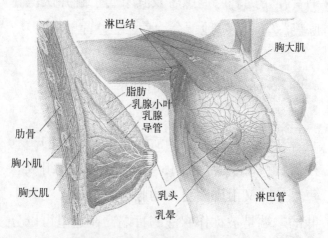

图 1-1　正常女性乳房解剖图示

癌症的发生过程

　　癌症是发源于细胞的一组相关性疾病。细胞是构成人体生命的基本单位。了解癌症，首先应该了解正常细胞是如何变成癌细胞的。

　　身体是由多种细胞组成，正常情况下，只有在身体需要时才发生细胞的生长和分化，这种有序的过程为保持身体健康所必需。然而，有时即使身体不需要，细胞也会不断分裂，这些多余的细胞所形成的肿块就称作肿瘤。

　　肿瘤又有良性肿瘤和恶性肿瘤之分。良性肿瘤不是癌，多数情况下很容易被切除，而且多不复发。良性肿瘤的细胞不会发生远处转移，最重要的是，绝大多数良性肿瘤不会威胁生命。癌是最常见的恶性肿瘤，这些肿瘤细胞为异常细胞，它们无限制、无秩序地分裂增殖，从而损害邻近的正常组织或器官。另外，癌细胞可从瘤体中浸出进入血管和淋巴系统，这也是为什么癌症可以在其他器官形成新的病灶的原因（图 2-1）。癌症的播散被称作转移。当乳腺癌播散（转移）到乳房之外，同侧腋窝淋巴结是最常发生转移的部位。如果同侧腋窝淋巴结

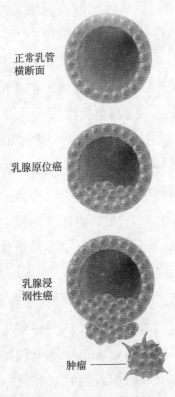

正常乳管
横断面

乳腺原位癌

乳腺浸
润性癌

肿瘤

图 2-1　癌症发生图示

发生转移，这就意味着身体的其他部位也可能会出现转移，这些部位包括其他部位的淋巴结和器官，如骨、肝和肺。当癌细胞播散到身体的其他部位时，在那里仍以原有的形态和方式生长，癌的名称也不变。如乳腺癌播散到肝脏，称为"乳腺癌肝转移"，而非"肝癌"，医生也称作远处转移。

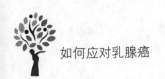
③ 乳腺癌易发（高危）因素

当一个人被确诊为乳腺癌之后，常常想到的一个问题就是"为什么是我？我过去做错了什么？"许多人还为自己找到了"合适"的理由，认为患乳腺癌是上天对自己过去所做的某些事的惩罚，另一些人则考虑假如自己在某些方面做得好一些就可能不得乳腺癌。实际上，得乳腺癌不是你的过错，截至目前，大多数情况下我们尚不知乳腺癌的确切原因，一味地自责和抱怨对乳腺癌的治疗与康复无任何益处。

虽然乳腺癌的确切病因还不清楚，但经过科学家的观察和研究发现，一些危险因素确能增加发生乳腺癌的机会。所谓危险因素，即加大患病的风险。不同的癌症有不同的危险因素，如白种人中阳光过度照射易患皮肤癌，吸烟易患肺癌等。但是，有患癌危险因素并不意味一定患癌，一些人具有一种甚至多种乳腺癌危险因素，但却未患乳腺癌；而大多数乳腺癌患者却无任何危险因素。即使具有乳腺癌危险因素，也无法证明乳腺癌就是由它引起的。

有不同种类的危险因素，其中有一些因素是不能改变的，如年龄和人种。另一些是环境因素，还有一些是通过自身努力可以改变的因素，如吸烟、饮酒和饮食习惯等。发生乳腺癌的危险因素也在不断变化。值得关注的是，近年来我国乳腺癌的发病率也一直呈上升趋势。

3.1　无法改变的危险因素

3.1.1　性别

女性是乳腺癌的最主要危险因素，男性也可患乳腺癌，但男性乳腺癌的患病比例仅在1%以下。

3.1.2　年龄

研究显示，随着年龄的增长，女性乳腺癌的发病危险也在增加。在我国，25岁以下的乳腺癌很少见，大部分乳腺癌发生在40岁以

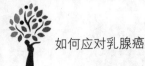

后，而且以 40~60 岁之间最多。

3.1.3 遗传性危险因素

一些遗传基因的突变可以在家族中继承，有血缘关系的近亲中如果有患乳腺癌的人，本身发生乳腺癌的机会也增加。这种血缘关系可以是母系，也可以来自于父系。有一位一级亲属（母亲、姊妹或女儿）患乳腺癌，其患乳腺癌危险将增加一倍；两位一级亲属患乳腺癌，其患乳腺癌危险将增加五倍。虽然准确数字不清，但有男性乳腺癌家族史的女性本身患乳腺癌的危险也会增加。

大约 5%~10% 的乳腺癌是由两个被称作 BRCA 1 和 BRCA 2 的基因突变引起的。通常情况下，这两个基因通过产生能够阻止细胞异常生长的蛋白质来帮助预防乳腺癌发生。然而，如果一个人由父母的任何一方遗传下来这种突变的基因，就使乳腺癌的患病危险增加。到 70 岁时，携带 BRCA 1 或 BRCA 2 基因的女性将有 60%~87% 的人患乳腺癌。同时，患卵巢癌的危险也将增加。

P53 肿瘤抑制基因的遗传性突变也使女性乳腺癌发生危险升高。

现在，已经可以通过血液化验检查体内是否存在这些突变的基因。通过基因检测，如果发现体内确实存在异常的 BRCA 1 或 BRCA 2 基因，可以采取一些有效措施来降低发生乳腺癌的危险，也可以密切监测乳房的变化以便早期发现乳腺癌。一些人选择服用药物（如他莫昔芬）来降低乳腺癌危险；非常高危的女性还可以选择预防性双侧乳房切除，即在乳腺癌发生之前将其切除。由于 BRCA 基因突变还增加卵巢癌危险，医生可能建议生育之后或绝经后同时切除双侧卵巢，因为目前尚无可信的卵巢癌筛查方法。

注：DNA 改变与乳腺癌

科学家对 DNA 的分析已经取得很大进步。DNA 是承载遗传信息的化学物质，一般情况下，我们的长相都像自己的父母，这正是由于他们是我们 DNA 的来源。然而，DNA 的影响远不只外表。一些基因（DNA 的一部分）含有控制细胞生长、分裂和死亡的信息。

某些基因促进细胞分裂而被称作"肿瘤基因";另一些基因能够减慢细胞分裂或在合适的时候引起细胞死亡,被称作"肿瘤抑制基因"。DNA突变使肿瘤基因"打开",肿瘤抑制基因"关闭",就可以引起癌变。某些遗传性DNA改变使某些癌症发生频率非常高,也是某些癌症在家族中流行的原因。但是,大多数与乳腺癌相关的DNA突变并非遗传所致,而是发生在女性后天的生活中。获得性肿瘤基因和/或肿瘤抑制基因的突变可以是由于射线或与癌症相关化学物质的长期接触造成的。但遗憾的是,到目前为止,科学研究尚未能确定在我们的环境或我们的饮食中可能引起乳腺癌相关基因突变的任何化学物质。大部分获得性基因突变的原因仍不清楚。

3.1.4 乳腺癌个人史

一侧患乳腺癌的患者,其对侧乳房再次发生新的乳腺癌的机会远高于普通人群,是普通人群的3~4倍。这与第一次乳腺癌的复发是不同的概念。

3.1.5 种族

乳腺癌的发病率还可能存在人种差异,美

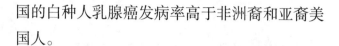

国的白种人乳腺癌发病率高于非洲裔和亚裔美国人。

3.1.6 乳腺组织活检史

乳腺组织活检诊断为"普通增生性病变"者，患乳腺癌的危险仅轻度增加，为普通人群的 1.5~2 倍；若诊断为"非典型性增生"，患乳腺癌的危险将增加 4~5 倍；而诊断为"纤维囊性病变"者，并不增加患乳腺癌的危险。

3.1.7 既往放射治疗史

在青少年时期曾经由于其他恶性肿瘤（如淋巴瘤）在胸部接受过放射治疗的女性，发生乳腺癌的危险明显增加。如果乳房在 30 岁之前由于其他疾病接受放射治疗时曾经受到射线的辐射，尤其是因霍奇金病（Hodgkin's disease）的放射治疗，发生乳腺癌的危险增加。有研究显示，受到射线辐射的年龄越早，以后发生乳腺癌的机会越大。

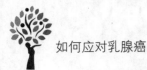

3.1.8　月经状况

月经初潮早（12 岁之前）或绝经延迟（55
岁以后）的女性乳腺癌的发生危险轻度增加。
这是由于月经是由体内雌激素水平决定的，行
经时间长，乳腺细胞受到雌激素作用的时间就
长，发生乳腺癌的机会就越大。

3.2　生活方式相关的危险因素

一些乳腺癌危险因素也是可以避免的，通
过对大组人群的研究显示，能够回避某些危险
因素的女性，乳腺癌的发生率有下降趋势。而
一些其他器官的癌，只要避免 1~2 种危险因素
就可能使大部分人不得癌，如 80% 以上的肺
癌是由吸烟所致，而戒烟能很好地降低肺癌的
发病率。相比之下，虽然与生活方式相关的乳
腺癌危险因素有几种，但没有任何一种危险因
素能够解释大多数的乳腺癌，也就是说，没有
确切的途径能够预防乳腺癌。尽管如此，避免
或控制某些危险因素还是可以减少发生乳腺癌

的机会。

3.2.1 口服避孕药

目前正在口服和近期曾经口服避孕药的女性的乳腺癌危险性轻度增加，这种影响在停药之后将消失。

3.2.2 激素替代治疗

激素替代治疗简称 HRT，指绝经期女性为减轻症状所补充小剂量女性激素的疗法。许多研究提示，目前正在应用和近期应用 HRT 5 年以上者，乳腺癌发生危险会增加。HRT，对于仍有子宫的妇女，医生可能开出两种激素，即雌激素和孕激素，雌激素用以预防或减轻绝经期症状，但也增加患子宫癌的危险，孕激素有帮助预防子宫癌的作用；对于子宫切除的妇女，只开雌激素即可。乳腺癌发生危险在雌、孕激素联合应用的 HRT 高于单纯雌激素时。HRT 的乳腺癌发生危险升高只见于目前和近期应用者，在停用 HRT 5~10 年后，乳腺癌发生危险恢复到平均水平。因此，对绝经期妇女是否应用 HRT 应权衡利弊。

3.2.3　未生育

未曾生育的妇女和 30 岁以后生产第一胎的女性，乳腺癌的发生危险轻微增加。

3.2.4　未哺乳

许多研究认为，自己哺乳的妇女乳腺癌发生危险轻度降低。一项针对 100 000 人的研究显示：妇女生育后每哺乳 1 年，乳腺癌发生危险降低 4%。

3.2.5　饮酒

饮酒增加乳腺癌发生危险，过多饮用酒精性饮料乳腺癌发病率增加。与不饮酒者相比，每日一次饮酒即可轻度增加乳腺癌发生危险，每日饮酒次数越多，乳腺癌发生危险越大。

饮酒还使口腔癌、喉癌和食管癌的发生危险增加。

3.2.6　肥胖、体重超重和不良饮食结构

肥胖是指体内脂肪比例异常增高，而体重超重是指体重超过正常标准。绝经后肥胖的妇女发生乳腺癌危险增加，成年期体重超重也是乳腺癌危险性增加的因素。另外，体重超重的妇女患乳腺癌后预后也差。

目前，有许多关于高脂饮食对乳腺癌危险性影响的研究。一些研究发现，在总的脂肪、不饱和脂肪酸和饱和脂肪酸摄入量少的国家乳腺癌发病率低；另一方面，许多针对美国妇女的研究发现，乳腺癌发生危险与脂肪摄入量并无关系。有关专家也不知道该如何解释这种差异。许多学者指出：在不同国家比较饮食结构与乳腺癌发生危险之间关系的研究是复杂的，可能会受到其他影响因素的干扰，如活动量、其他营养的摄取以及不同的遗传背景等。

尽管对脂肪摄入与乳腺癌发生危险之间关系的研究已经很多，但似乎没有发现提高总脂肪摄入量会增加乳腺癌发生的危险，但有证

据显示，脂肪种类不同，影响的大小也不同。饱和脂肪酸摄入量高会增加结肠癌、直肠癌和前列腺癌的危险，同时也增加心脏病危险。虽然饮食结构可能对乳腺癌发生危险没有直接影响，但为了降低总的癌症发生危险，美国癌症协会推荐饮食中多吃水果、蔬菜和粗粮，限制"红肉"和全脂奶制品中饱和脂肪酸的摄入量，保持健康体重。

3.2.7　缺乏锻炼

锻炼身体与乳腺癌发生危险之间的关系是一个相对较新的研究领域，有研究显示，年轻时紧张性锻炼对乳腺癌的发生可能一生都有保护性影响，成年人参加适度的体育活动也能降低乳腺癌发生危险。为此，美国癌症协会推荐每周至少运动 5 天，每天至少运动 30 分钟，每次运动 45 分钟以上可能更有益处。

注：统计数字及其意义

统计学是一门应用数字来描述或理解事物的科学。在乳腺癌的研究中，科学家应用统计学帮助理解某些因素与乳腺癌发生之间的关系。发病率是指某一特殊时段确诊新发乳腺癌的数目或比率；死亡率是指某一特殊时段一定人群中死于某种癌症的数目或比率。那么为什么应用"率"而不是实际的数字来解释癌症的发生情况呢？通过研究发现，应用"率"而不是简单的报告数字，科学家能够更准确地比较不同人群或不同时间段内疾病的发生情况，"率"是由同一时间段内人群总数和死亡或发病人数通过计算得出的。"率"能够帮助我们了解某一疾病的变化形式，如西方发达国家统计，乳腺癌的死亡率近年来在某些女性人群中已经下降，这反映了乳腺癌早期诊断方法应用增加的结果。另一问题是乳腺癌发生的终生危险，所谓终生危险是指一个个体由出生到死亡可能发生某种癌的可能性的估计，这种估计来自于两种基本统计数字，即每一年龄段某种癌症新发病例的比率和每一年龄段因各种原因造成死亡的比率。该方法将在发生癌症之前其他原因的死亡也考虑进去。

3.3 尚未肯定或意见尚未统一的危险因素

3.3.1 环境危险因素

我们的生存环境对乳腺癌发生的危险到底有什么影响？已经进行大量的研究试图回

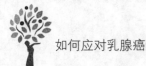

答这一问题，另外一些研究仍在进行。但是，这些研究结果并未表明环境污染物暴露与乳腺癌发生危险之间存在明显的连带关系。虽然也有一些研究显示，某些污染物可以增加乳腺癌发生危险，但大多数专家认为，即使存在这种联系，也只是非常小的一部分乳腺癌病例与其有关。

3.3.2 流产

丹麦的一项大宗研究显示，人工流产并不增加乳腺癌发生危险。另外，许多研究也未发现自然流产与乳腺癌发生危险之间存在直接联系。

3.3.3 吸烟

大量研究证实，吸烟并不增加乳腺癌发生危险。但这并不意味着鼓励女性吸烟，因为吸烟对身体有许多其他方面的负面影响，如使肺癌等其他恶性肿瘤发生危险增加，同时还增加心脏病和中风的发生危险。

3.3.4 其他主观臆断的危险因素

（1）腋窝除臭剂：患腋溴者常使用抑制汗腺分泌的制剂或除臭剂，有人担心这些化学物质吸收后会增加乳腺癌发生危险，但研究结果显示，这些除臭剂与乳腺癌发生危险之间并无关联。

（2）文胸：有人担心文胸（胸罩）过紧会影响乳房的淋巴循环而增加乳腺癌的发生危险，但这种观点实无科学或临床依据支持。

（3）乳腺假体：随着隆乳人群的增多，对于乳房假体是否会引发乳腺癌的担心也越来越重。事实上，尽管乳腺假体可以引起组织纤维（瘢痕）化，给普通 X 线检查带来困难，但多项研究证实，乳腺假体并不增加乳腺癌发生危险。况且，其他检查方法如核磁共振也增加这种病例乳腺癌检测的敏感性。

需要特别提醒的是，大多数乳腺癌患者并没有上面所提到的发病高危因素，科学家目前正在对乳腺癌的病因进行更为深入的研究，以期发现更确切的危险因素，并探寻预防乳腺癌的途径。

④ 乳腺癌早诊

　　在未出现临床症状之前查出乳腺癌最为理想。实际上，在许多情况下是可以做到的。女性应该通过医生了解自己乳腺癌增加的危险因素，任何年龄乳腺癌的高危个体均应向医生咨询针对乳腺癌的检查应该从何时开始以及适宜的时间间隔。乳腺癌的筛查已经显示能够降低乳腺癌的死亡率。

　　女性应该积极参与乳腺癌筛查，包括定期、规律的乳房X线检查，B型超声检查以及由专科医生进行的临床乳房检查。

　　乳房X线检查是发现早期无症状乳腺癌的最佳手段之一，所应用的设备能发出一种特殊的X线。乳房X线筛查的目的是发现无症状乳腺癌的一些变化，在乳房X线片上常常显示用手摸不到的肿块，同时还能发现一些微小钙化灶，而这些钙化灶可能正是乳腺癌的早期表现。

如果乳房 X 线片上发现某一区域的可疑病变，常常需要进一步检查，医生会根据检查结果建议患者是否需要活检。

尽管乳房 X 线照相是早期发现乳腺异常的最佳手段，但它也有其局限性。如漏诊某些病例（假阴性）或将非癌疾病诊断为癌（假阳性）。另外，早诊肿瘤并不意味一定会挽救生命，某些生长快的乳腺癌在临床确诊之前可能已经转移到了身体的其他部位。尽管如此，多项研究显示，乳房 X 线检查可以降低乳腺癌的死亡危险。许多医生会推荐，乳房 X 线检查应该每隔 1~2 年进行一次。但乳房 X 线照相并不常规推荐用于 40 岁以前的年轻患者，一方面，由于年轻女性乳房的组织密度较高，X 线照相分辨率差；另一方面，年轻女性频繁接触射线也可能增加乳腺癌发生危险。

应用高频扫描探头对乳房进行 B 超检查对乳腺癌的筛查也很有帮助，尤其适合年轻及致密型乳腺。B 超检查具有无损伤及灵活方便等特点。有时将 B 超与乳房 X 线检查联合应用效果更佳，但乳房 B 超检查需要高水平超声人员，而且费时。

自我乳房检查也不失为早诊乳腺癌的好方法 (图 4-1)。从青春期以后，女性就应该对自己的乳房倍加关注。一般来说，每月自己应认真检查一次乳房，检查时间应选择在每次月经过后的 1~2 周为宜。每次检查时可在浴后或临睡前，站在镜子前，观察两侧乳头是否在同一水平，有无乳头回缩，乳头乳晕是否脱屑（掉皮），乳房皮肤有无水肿和凹陷（酒窝征）。

仰卧位用手的指腹依次平坦触摸对侧乳房，感知有无结节、疼痛等异常，发现异常后应及时找乳腺专业医师检查，切记勿抓捏乳房。进行乳房自我检查时需要提醒注意的是，每位女性的乳房均存在差异，并随年龄、月经周期、怀孕、停经和口服避孕药等发生变化。正常情况下，乳房内可以感觉不太平滑，甚至呈质地较韧的结节感。每次月经期间或之前几天，乳房可以变得肿胀并出现压痛。35 岁以后，除进行乳房自我检查之外，还应定期由乳腺专业医师进行临床检查及 B 超或乳房 X 线检查。

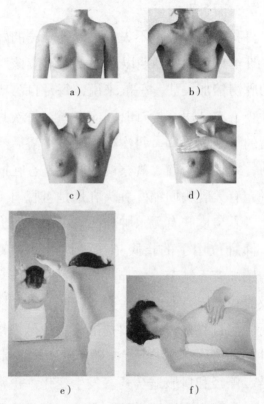

a）站立位双手下垂　b）站立位双手叉腰　c）站立位双手上举
d）站立位检查腋窝　e）站立位双手上举，身体前倾
f）仰卧位检查乳房

图 4-1　乳腺癌自查图示

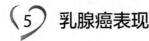 乳腺癌表现

早期乳腺癌多数无任何症状，包括疼痛，但随着肿瘤的生长，会出现可察觉的症状和乳房异常征象。

（1）乳房内或靠近腋窝处出现可触及的肿块或局限性增厚。

（2）乳房大小或形状发生变化。

（3）乳头溢液、触痛或乳头回缩。

（4）乳房皮肤局部凹陷（酒窝征）或水肿（橘皮征）。

（5）乳房发红、肿胀、温度高和皮肤硬韧等。

（6）远位转移征象。

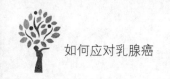

6 容易与乳腺癌相混淆的疾病

6.1 乳腺炎

普通乳腺炎多见于哺乳期女性，表现为红肿、疼痛和发热等症状，病史短，抗生素治疗有效。另外，有一种特殊类型的乳腺炎，即浆细胞性乳腺炎，是由乳腺导管扩张，分泌物排出不畅，刺激周围乳腺组织所引起。这种类型的乳腺炎常可摸到界限不清楚的肿块，普通乳腺炎的炎症表现不明显，病程较长，且容易反复发作，应注意与乳腺癌鉴别。

还有一种特殊类型的乳腺癌，即炎性乳腺癌。特点是乳房较大范围的红肿，肿块界限不清，局部皮肤温度略高，但常无全身发热。疾病进展较快，预后不佳。

6.2 乳腺脂肪坏死

脂肪坏死表现为皮下肿块，形状不规则，界限欠清楚，位置比一般乳腺癌略表浅，常与皮肤粘连而出现"酒窝征"。脂肪坏死常有乳房外伤史，但也有外伤史不明确者。

6.3 乳腺增生

乳腺增生是由于体内内分泌激素失衡等原因，造成乳腺上皮细胞新生与复旧不平衡的一种表现，在我国 30 岁以上女性中占 40% 以上。乳腺增生常常表现为乳房疼痛，多为胀痛或钝痛，月经前加重，疼痛程度两侧可以不对称，乳房内常可摸到界限不清楚的弥漫性增厚，甚至结节感，症状程度与情绪变化有关。严格地说，乳腺增生是正常女性的生理现象，多数人无须处理，普通乳腺增生与乳腺癌发生无明确关系，疼痛严重者可选用 1~2 种药物以减轻症状，服用时间也不宜过长，1~3 个月为宜。目前没有任何一种药物能够治愈乳腺增生。患乳腺增生的女性应定期到医院进行乳房查体，当局限性增生明显，与乳腺癌不易鉴别时，需要进行穿刺病理或局部切除以明确诊断。

　　需要提醒的是，大部分乳房肿块并非乳腺癌，但任何乳房肿块都不应该忽视，应尽早到医院检查以明确诊断。

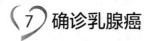 **确诊乳腺癌**

乳房一旦出现可疑症状，应立即到乳腺专科检查，医生会进行详细的临床查体及必要的仪器检查。

7.1 临床乳腺查体

医生通过触摸肿块及其周围的乳腺组织可以获取许多信息，帮助区分良性或恶性，有经验的专科医生其准确率达 80% 以上。

7.2 乳房 X 线检查

对病变的良恶性诊断提供重要信息。

7.3 乳房超声检查

高质量超声仪加上有经验的超声医生不但能够区分病变是实质性还是囊性，还能够根据

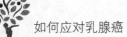

病变周围血流的变化以及有无钙化判断是否良恶性。临床上常常将乳房 X 线检查和超声检查联合应用，借此提高确诊率。

7.4 乳导管灌洗检查

对于乳腺癌高发人群，还可以进行乳导管灌洗检查，即对最常发生乳腺癌的乳腺导管系统进行灌洗，收集脱落细胞，观察细胞形态帮助医生评估发生乳腺癌的危险性。乳导管灌洗检查能够发现少数早期乳腺癌，但假阳性率和假阴性率均较高，因此，目前该方法还不能作为常规应用。

7.5 乳腺活组织检查

乳腺活组织检查简称乳腺活检，即通过取得部分乳腺活体组织送给病理科医生，在显微镜下观察是否存在癌细胞，由病理科医生签发是否患乳腺癌的报告。只有病理诊断才是乳腺癌诊断的"金标准"，临床和影像学检查即使再有把握，也不能作为确诊和治疗的依据。因此，乳腺活检对乳腺癌的诊断与治疗均至关重要。

乳腺活检有两种方式，即穿刺活检和外科开放活检。穿刺活检又分为细针穿刺细胞学检查和粗针穿刺组织学检查。细针穿刺细胞学检查是用平时"打针"使用的注射器在病变部位抽取少量细胞进行涂片检查，由于获取的组织量少，加上需要较高水平的细胞病理医师，所以这项技术的确诊率和普及率均不很高。另外还有假阳性（误诊为癌）的可能，所以，随着时间的推移，细针穿刺细胞学检查可能应用会越来越少。粗针穿刺组织学检查是应用普通铅笔芯粗细的特殊穿刺针，抽取病变部位的组织条，送病理医师检查。这项技术不但可以用于摸到肿块的病变，还可以用于摸不到肿块的可疑病变的诊断，当然，后一种情况需要超声或X线检查的帮助。粗针穿刺组织学检查除了可以明确诊断之外，还能够进行多项检测以了解更多与治疗相关的信息，因此，粗针穿刺组织学检查是最具临床推广价值的诊断方法。外科

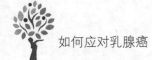

开放活检也称病变切取活检和切除活检，即先进行一个小手术，将可疑病变取出进行病理检查，只适用于没有穿刺组织学检查条件和穿刺组织学检查也未能明确诊断的情况。

如果乳房内肿块或可疑的区域非常小，可以在超声或X线照相下向可疑病变部位插入一根带倒钩的导丝，外科医生按照导丝的指示将可疑病变区域切除。

需要特别指出的是，许多患者对乳腺活检恐惧，担心穿刺或切除后会对肿瘤刺激，造成肿瘤的扩散。实际上，已有多项研究证实，规范的乳腺活检不会增加肿瘤转移率，活检后经过规范、合理的治疗，也不增加局部复发的机会。

当乳腺活体组织被取出后，立即送到病理科。病理检查又分两种情况：快速切片病理检查也称"冰冻"切片病理检查，是将新鲜乳腺组织经快速冷冻后切片再在显微镜下观察，特点是能够立即做出病理诊断，一般需要20~30分钟，这样外科医生可以根据诊断结果马上开始下一步治疗（也称一步程序）；另一种病理检查为石蜡切片病理检查，是将刚刚取出的新鲜乳腺组织经福尔马林固定后用石蜡包裹，然后将切片经显微镜下观察做出诊断，一般需要1天至几天时间。快速切片病理检查的缺点是不如石蜡切片病理检查准确，少数病例不能明确诊断仍需等待石蜡切片病理检查。

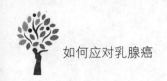

8 如何解读乳腺癌病理报告

当获取乳腺癌组织后，病理医师会根据检查情况发出一份病理报告，临床医生将根据这份病理报告制定治疗方案。等待病理报告可能是最为难熬的日子，应该在这段时间做好一定的心理准备。正常情况下病理报告应该在一周内发出，但有些特殊情况需要额外检查其他指标，可能推迟 3~5 天，甚至有时由于所取组织量不足需要再次取材。

8.1 病理类型

根据肿瘤细胞的形态不同分为不同的病理类型。

（1）非浸润性癌：包括导管原位癌（导管内癌）和小叶原位癌，其中导管原位癌最多。非浸润性癌是乳腺癌的早期阶段，预后最好，治疗最简单，疗效也最好，大多数患者可以治愈。

（2）非特殊型浸润性癌：包括浸润性导管癌和浸润性小叶癌。浸润性导管癌发源于泌乳的导管，是乳腺癌中最常见的病理类型，占全部病例的 70%~80%。浸润性小叶癌发源于泌乳的腺体，占全部乳腺癌病例的 5%~10%。过去认为浸润性小叶癌的预后不如浸润性导管癌，但近年来有资料显示，二者的预后无明显差异。

（3）特殊型浸润性癌：包括典型髓样癌、黏液腺癌、小管癌、乳头状癌和乳头佩吉特病等多种类型。总的来说，特殊型浸润性癌的预后优于非特殊型。

8.2 细胞分级

病理医师根据肿瘤细胞的形态不同将其分为 3 级：1 级在形态上更像正常细胞，常常生长缓慢，预后好；3 级与正常细胞比较差异最大，生长快，恶性程度高，预后差；2 级细胞形态介于 1 级和 3 级之间。

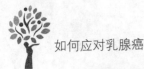

8.3　肿瘤大小和切缘状态

术后病理报告中常常描述肿瘤大小，但肿瘤大小并不代表恶性程度，小的肿瘤也可能生长很快，大的肿瘤也可能生长缓慢。

保乳手术标本常常报告边缘情况，外科医生在手术过程中会将肉眼看到的肿瘤连同周围的一部分正常组织一并整块切除，病理医师会在标本周围不同的切面切取组织检查是否在显微镜下还有癌，如果有癌报告切缘"阳性"，没有发现癌则报告切缘"阴性"。切缘"阳性"者常常需要再次手术切除。

8.4　有无脉管癌栓

乳腺组织内有多条血管和淋巴管，并相互连成网络，它们就像高速公路一样为乳腺细胞提供营养并运走废物。如果在乳腺癌组织及其周围的血管和/或淋巴管中发现成团的癌细胞，肿瘤发生复发转移的机会就增加。病理报告中常常写成可见或未见脉管癌栓。

8.5　激素受体状况

乳腺癌激素受体，主要是指性激素受体，即雌激素和孕激素受体，分别以英文缩写 ER 和 PR 来表示。ER 和 PR 就好像长在细胞上的耳朵，可以听到相应的性激素信号，并将这些信号传递到细胞内部，从而实现刺激细胞的生长。

如果癌细胞上检测出 ER 和 / 或 PR，即报告为 ER/PR 阳性，也可写成 ER（＋）/PR（＋）；反之则为 ER/PR 阴性，写成 ER（－）/PR（－）。对于激素受体状态，各家医院报告不一，更精确的做法是报告阳性细胞所占的比例，如 ER >75%（＋）、PR 25%~50%（＋）等。

ER 和 / 或 PR 阳性者对内分泌治疗敏感，反之对内分泌治疗效果差。

8.6　*HER-2* 基因状况

HER-2 也叫 *HER-2/neu*，是一种能够帮助调控细胞生长、分裂和自身修复的基因，大

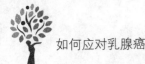

约 1/4 的乳腺癌具有 *HER-2* 基因的多个拷贝。*HER-2* 基因所产生的蛋白质叫 P185。

具有多个 *HER-2* 基因拷贝或多量 P185 蛋白质的癌细胞生长较快，转移的危险也大，但针对 *HER-2* 基因的单克隆抗体治疗非常有效。

HER-2 的检测方法常用两种，一种为免疫组织化学法（IHC）；另一种为荧光原位杂交法（FISH）。IHC 法用 0、1+、2+ 和 3+ 表示，FISH 则用"阳性"和"阴性"表示。只有 IHC 3+ 或 FISH 阳性的患者才对 *HER-2* 单克隆抗体治疗效果好。

8.7　Ki-67

Ki-67 是反映细胞增殖快慢的指标，通常按百分比报告，如 75%。Ki-67 表达越高，说明细胞增殖越快，肿瘤的恶性度也越高。

8.8　其他生物学指标

不同医院可能在病理报告中还会加做其他一些项目，如粘附分子 CD44 和癌基因 *P*53 等。

但这些指标还都不能作为指导临床治疗的可靠依据。

8.9　淋巴结转移与否

腋窝淋巴结出现转移时发生远处转移的机会就会增加,腋窝淋巴结发生转移的数目越多,这种危险就越大。每个人的淋巴结数目可以不同,但腋窝淋巴结清扫手术后,检测淋巴结的数目应在10枚以上。通常病理报告中淋巴结转移情况用分数法表示,如5/10,代表手术切除10枚淋巴结,其中5枚发现有转移。

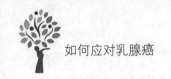

⑨ 乳腺癌确诊之后

乳腺癌确诊之后，还要进行一系列检查。首先应该了解自己所患的是哪种乳腺癌，临床上最常见的病理类型是浸润性导管癌，来源于乳腺导管的内膜；其次为浸润性小叶癌，发源于乳腺小叶；另外还有一些特殊类型的乳腺癌。不同类型的乳腺癌，其预后可能也不一样。

乳腺癌确诊之后，还需要做一些必要的实验室检查，如激素受体检测，即测定肿瘤细胞内是否含有雌激素和孕激素的受体，以确定这些激素是否促进肿瘤的生长。如果激素受体检测结果为阳性，说明肿瘤生长可能受体内激素的影响，也就意味着针对激素的治疗可能有效。另一项重要的实验室检查是一种被称为人表皮生长因子受体2（*HER*-2，c-erbB-2，P185）的基因检测，该基因若呈阳性反应，则复发危险增加。随着科学研究的不断深入，以后可能需要检测更多的指标来指导治疗和判断预后。

乳腺癌确诊之后，为了了解肿瘤的发展程度，还需要进行多项辅助检查，如血液肿瘤标志物检测、胸部 X 线检查、肝脏超声检查、骨同位素扫描检查以及必要的 CT 和磁共振（MRI）检查等。

乳腺组织活检后的手术治疗分为两种情况：其一为"一步程序"，即经快速切片病理确诊后马上进行手术；其二为"二步程序"，即先在局部麻醉下经活检明确诊断，一段时间后再行手术。目前我国的许多医院仍在选用"一步程序"，这有两方面的原因：一是活检手段落后；二是由于对乳腺癌缺乏认识，患者（甚至医生）不希望确诊和治疗之间有间隔时间，唯恐发生转移。"一步程序"的优势在于活检和治疗性手术可以一次完成；缺点在于一旦乳腺癌确诊之后没有时间充分考虑治疗的选择，而且快速切片病理检查的准确性略差。另外，一些新的检查治疗手段无法合理应用，如前哨淋巴结活检和新辅助治疗等。"二步程序"是

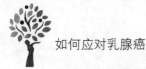

发达国家目前应用最多的方法，其优点包括：

① 诊断准确，提供更多的肿瘤相关信息；

② 有充足的时间与相关医生、家属和朋友讨论治疗上的选择，包括乳房重建等问题。缺点是需要等待几天时间才能知道诊断结果，另外乳腺癌确诊后需要二次到医院接受治疗。需要说明的是，许多患者担心等待的这段时间会造成肿瘤转移从而影响到患者的预后。实际上，绝大多数乳腺癌并非急症而是一种慢性病，等待一周乃至数周并不会对患者的病情和预后造成影响。

另外，任何女性乳腺癌确诊之后想到的第一件事就是是否能被治好，也就是考虑自己的未来会如何。实际上，乳腺癌的诊断与治疗和以往比较，已经有了很大进步，医生会和你一起克服困难，而且你很可能会赢得胜利。医学在不断进步，治疗越规范，治愈的机会越大。

在当今的社会中，上百万的女性为乳腺癌患者或乳腺癌治疗后患者。医生常用"缓解"这一术语而不是"治愈"，缓解意味着治疗后应用现有手段已查不出有癌残留，但可能在身体的某一部位还潜伏着少数的癌细胞，这些癌细胞并不一定会复发，但是它们有复发潜能。

许多乳腺癌女性可被目前的治疗方法治愈，另外一些则可带癌生存多年。

医生在和患者、家属交代病情时常会提到"预后"一词，预后是指你从疾病中康复的可能性或该病在你这种情况下最可能的结果。如果这种肿瘤对治疗的反应很好，医生会说预后好，反之如果医生预计该肿瘤会很难控制，则会交代预后不良。一个人的预后由多种因素决定，包括肿瘤类型、分期、细胞分级，患者的年龄、健康状况和对治疗的反应也会影响预后。医生根据统计数字估计预后，由一系列百分比表示，数字是由大组人群统计的平均结果，包括了那些治疗不合理的、伴有其他疾病的、自己不太配合的，还包括拒绝治疗的人群。这些数字不可完全对号入座，因为天底下没有绝对一样的个体，你的身体就像你的性格和指纹一样独特，没有人能够精确说出你将对治疗有何反应，即使你的主治医生也不能肯定预测你的未来。你可能具有特殊的力量，如既往良好的营养和体力、强有力的家庭支持以及坚定的信念，正是这些特殊的力量可能使你对肿瘤治疗的反应完全不同。

生存率的统计是对于特定的肿瘤类型和病期在一定时间段内的生存人数，最常应用的是5年生存率和10年生存率。例如，5年生存率是指在癌症确诊之后至少生存5年的百分比，她（他）们当中大多数的生存时间会比5年长得多。另外还应该看到，这里说的5年生存率，是指至少5年前诊断治疗的患者，而近期诊治的患者其治疗效果会更好。

值得注意的是，预后是在不断变化的，如疾病的进展情况和对治疗的反应都不断补充帮助评估预后的信息。还有，是否需要了解预后信息和需要多少信息完全是你个人的决定，有些人并不希望自己在这方面了解得太多。

总之，对预后的估计并不针对某一个体，换言之，并不能预测你一定怎样，况且，不要忘记的是不断进步的医学研究可能提供新的治疗方法来改善预后。

⑩ 制定治疗计划

乳腺癌确诊后，切忌急于治疗。冷静下来，充分考虑，选择一个合理的治疗方案至关重要。鼓励患者本人积极参与治疗选择，但最初获知诊断的打击和紧张，患者本人不可能对治疗和康复等诸多方面考虑周全，这样匆忙做出的决定可能并不是最佳选择，也有可能造成终生遗憾。

乳腺癌明确诊断之后，首先应该稳定情绪，然后要到正规乳腺癌专科找医生咨询下一步治疗的计划，可以带上家庭主要成员共同参与制定计划。医生应该向患者及其家属详细说明目前乳腺癌的各种治疗方法并真实解释不同方法的利与弊，同时表明自己的推荐方案及其推荐理由。

许多患者，也包括一些非乳腺专业的医生，顾虑最大的是乳房活检后不马上治疗会影响预后。实际上，乳腺癌被认为是一种慢性病，短暂的治疗"延误"并不会带来不良后果。一般来说，穿刺活检后3~4周之内或外科开放活检后2周之内开始治疗并不影响治疗效果。

需要说明的是，许多患者听信周围患者、亲朋好友或"好心的"非乳腺专业医生的建议来选择治疗方案，笔者认为实属不智之举。首先，无论是患者还是好友，她（他）们的经验无非是来自于几个病人或者出自想象，难免以偏概全；其次，非乳腺专业医生的建议常常观念陈旧，要充分认识到现在是科学技术飞速发展的信息时代，各个专业都在不断进步，知识更新十分迅速，学科发展也较以往更为精细，而一个人的精力有限，不可能将各个专业的技术及更新理念全部掌握。因此，非专业医生的治疗建议，恐有不妥，而接受非专业医生的治疗对患者而言，则是对自己生命的不负责任。在此提及的不仅仅是乳腺癌专业，其他专业也是同样道理。例如，对于一位胃溃疡患者，问及乳腺专业医生该如何治疗？若是一位负责任的医生会建议他（她）到消化内科诊治；反之，如果这位医生依据自己的"正确"知识建议手术治疗，或是更为"关心"，亲自为他（她）做了胃切除手术（普通外科医生大多能够完成此类手术），那就大错特错了，因为随着医学的进步，近年来，胃溃疡单纯应用药物治疗即可治愈。这位医生的"好心"也就值得思考了。

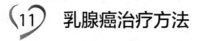

⑪ 乳腺癌治疗方法

乳腺癌治疗可分为局部治疗和全身治疗两种，多数患者需要二者结合。局部治疗包括手术治疗和放射治疗；全身治疗目的是杀灭和控制乳房之外的肿瘤细胞，化学治疗（化疗）、内分泌治疗和生物治疗均为全身治疗。

11.1 外科手术治疗

为乳腺癌最常用的治疗方法。手术方法包括全乳房切除手术和部分切除手术（保乳手术）两种。

全乳房切除手术即通常所说的根治性手术，手术范围包括整个乳房、腋窝淋巴脂肪组织，有些还包括胸小肌或胸大肌。全乳房切除手术在西方发达国家是数十年之前的主流术式，早已被保乳手术所替代；而我国由于保乳手术开展较晚、较少，故全乳房切除仍是乳腺癌治疗

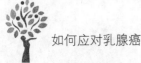

应用最多的手术方式。全乳房切除手术的最大不足是造成女性形体缺陷，影响术后生活质量。

保乳手术即切除肿瘤及周围部分正常乳腺组织，需要时，可同时进行腋窝淋巴脂肪组织清扫，其清扫的范围与全乳房切除手术完全相同。保乳手术最大的优势在于基本保持了乳房的原有外形，因此，对患者的心理打击远小于全乳房切除手术。另外保乳手术创伤小，从某种意义讲，更适合于老年患者。保乳手术的不足之处在于目前情况下还需要对术侧乳房进行一段时间的放射治疗（放疗）。另外，保乳手术后局部复发的机会可能略高于全乳房切除手术，但并不影响总体生存率。

需要说明的是，在选择哪种术式时，患者及家属最为担心的是，保乳手术是否会造成远处转移而影响患者预后。在这里可以明确告诉大家，保乳手术在全球范围内已开展数百万例，大宗随机对照临床试验也有近万例之多，观察时间最长已超过 20 年。综合试验结果显示，两种手术对患者的远期生存无差异。也就是说，保乳手术的"求美"并不以牺牲生命为代价。保乳手术在西方发达国家目前早已超过全乳房切除手术，成为应用最多的手术方式。在我国相当一部分大型医院也已开展了保乳手术，并积累了一定的经验，只是总体开展该方式的比例还较低。相信随着人们生活水平的提高和对乳腺癌相关知识的普及，这一术式会应用得越来越多。笔者所在的北京大学临床肿瘤学院乳腺病防治中心，目前实施保乳手术的比例已占全部乳腺癌病例的40%以上，已积累数千例治疗经验，观察最长者超过15年，和全乳房切除手术相比，无论是局部复发率还是远处转移率均无差异。

近期美国公布的涉及10万例以上的大宗病例随访结果显示，在某些类型的乳腺癌患者选择保乳治疗后其生存优势更大。在我们自己近千例患者的较长期随访资料中同样反映出类似的结果。

保乳手术的最大优势在于保留了乳房形态。虽然某些较大肿瘤患者保乳术后外形并不十分理想，但其避免了女性失去乳房的精神打击。缺点在于手术后常规需要5~7周的放射治疗（多数女性认为能够保住乳房，这种付出是值得的），另外放疗可能使乳房过于敏感并持续一段时间。

并非每位乳腺癌患者都适合作保乳手术，以下情况更适合选择乳房全切手术：

① 怀孕女性，由于放射治疗可能对胎儿不利；

② 同一乳房的多发乳腺癌；

③ 肿瘤较大而乳房相对较小，手术后外形可能不够满意；

④ 过去在乳房或胸部区域由于其他疾病曾经接受过放射治疗；

⑤ 有些女性由于一些特殊疾病（如胶原病）不能或不愿意接受放射治疗。

全乳房切除手术亦有其适应证，如大肿瘤或弥漫性病变（钙化），另外多数早期乳腺癌病例若实行全乳房切除手术，术后无须放射治疗。

说到乳腺癌的外科治疗，近百年来经历了

许多波折，但近 40 年来，随着人们对乳腺癌生物学行为认识的不断深入，外科手术正变得越来越小。可以预见，数年后回头再看现在的保乳手术，可能也是一种"过度治疗"。也许有一天，部分乳腺癌患者，经过其他综合治疗，可能完全不再需要手术。

目前正在研究的"保腋窝"手术，可能使手术进一步缩小。所谓"保腋窝"，需要先谈谈腋窝淋巴结清扫，腋窝淋巴结清扫术是把腋窝区的淋巴脂肪组织切除，其目的之一是判断是否存在腋窝淋巴结转移，以此确定分期、指导治疗和判断预后；目的之二是在腋窝淋巴结有转移的情况下具有治疗作用。但腋窝淋巴结清扫手术的最大弊端在于，手术后有 10%~50% 的患者出现不同程度的上肢水肿（增粗）。这是由于手术造成上肢淋巴引流中断所致，这就好比一条河流，在其下游拦截了一道水坝，上游的水位自然会上涨。因此，手术后上肢水肿目前在医学界仍然是一个未能解决的难题，也是影响患者手术后生活质量的主要因素之一。

医学研究的进步让人们重新审视腋窝淋巴结清扫手术的必要性。通常情况下，腋窝淋巴结有转移的病例只占 30%~40%，而随着人们对乳腺癌的重视及乳腺癌普查的广泛开展，早期乳腺癌的比例会不断增加，发生腋窝淋巴结转移的病例会更少。也就是说，如果仍按目前传统的手术方式，将有六成至七成的患者做了本不必要的腋窝淋巴结清扫手术，从而无端增加了上肢淋巴水肿的机会。目前开展的前哨淋巴结活检技术较为理想地解决了这一难题。所谓前哨淋巴结，即淋巴引流的第一站（哨兵）淋巴结。通常情况下，淋巴转移是按顺序完成的，也就是说，如果第一站淋巴结没有转移的情况下，其他淋巴结发生转移的机会很少。基于这一理论，想办法弄清楚第一站淋巴结是否存在转移，就基本代表了腋窝淋巴结转移的情况。如果前哨淋巴结没有转移，就可以免除腋窝淋巴结清扫，使手术范围缩小，并发症减少。前哨淋巴结一般有 1~6 枚不等，鉴别前哨淋巴结的方法目前主要应用同位素和 / 或蓝染料两种。手术开始前，向肿瘤周围注射微量的放射性物质，这些放射性物质沿淋巴管到达癌细胞最常侵犯的第一站淋巴结，然后医生用一个射线探测器找到含有放射性物质的淋巴结的位置。有时医生还向肿瘤周围注射一种染料，染料也沿淋巴系统到达前哨淋巴结，找准位置后切一小切口，取出前哨淋巴结进行病理检查。有经验的乳腺专科医生，检测前哨淋巴结的敏感性在 95% 以上。目前国外早已将前哨淋巴结活检作为标准治疗模式，国内中国抗癌协会乳腺癌专业委员会也推荐有条件尽量开展该项技术。本中心为国内开展前哨淋巴结活检最多的单位，自 2006 年即将该项技术纳入诊疗常规，目前开展 7000 余例，其中免除腋窝淋巴结清扫 4000 余例，最后观察超过十年，腋窝累计复发率 0.6%。

11.2　放射治疗

乳腺癌放疗是应用高能射线杀死癌细胞，

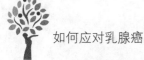

包括外照射和内照射两种。外照射是直接照射乳房或胸壁，通常每周治疗5次，连续应用5~6周。内照射又称插植放疗，可用于保乳手术，在手术后数天内完成。

放疗的目的是杀死手术后残留在局部的癌细胞。保乳手术后应常规接受放疗，需要照射整个乳房，有时还需要照射锁骨上下和胸骨旁的区域。另外，对原肿瘤切除部位追加放疗可以很好地预防肿瘤复发。全乳房切除手术后是否应用放疗需要看肿瘤大小、淋巴结转移多少而定，一般肿瘤大于5厘米，或有淋巴结转移，尤其4个以上的淋巴结有转移时需要放疗，照射范围包括手术侧的胸壁和锁骨上下以及胸骨旁的区域。手术前放疗常用于肿瘤较大而切除困难或炎性乳腺癌的治疗。放疗还用于不能手术乳腺癌及乳腺癌复发后的姑息治疗。

随着放射治疗技术的进步，治疗精度越来越高，副损伤越来越小。放疗痛苦小，每次只持续几分钟时间。治疗开始前在皮肤上确定照射部位。放射治疗过程中许多女性能够照常生活和工作，但在治疗后期常感疲劳，需要注意休息。

近年少数医院开展的术中放疗进一步简化放疗程序，缩短放疗时间，给患者带来了方便。但须严格掌握适应证，并对放疗设备也有较高要求。目前应用德国蔡司公司生产的INTRABEAM设备进行术中放疗的观察数据较好，术中20~40分钟的放疗对于严格挑选的病例可以安全地免除手术后放疗。

11.3　化学治疗

化学治疗即通常所说的化疗，是通过药物杀死癌细胞。乳腺癌的化疗多采用几种药物联合应用，可静脉注射，也有口服制剂，而以静脉输液应用最多。无论哪种用药方式，最后均将药物进入血流而遍布全身。这一点十分重要，因为多数情况下，乳腺癌是一种全身性疾病，播散到身体其他部位的微小转移灶较原发肿瘤对机体的影响更大，化疗是杀灭这些微小病灶的有效手段。多数情况下联合用药很有效，过

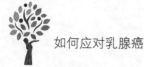

去 40 多年的研究已经观察出哪些药物联合更有效，但"最好"的方案目前仍在研究中。化疗一般间歇用药，即应用一次后休息 2~4 周时间使身体恢复，然后再次化疗。有些药物应用更频繁。化疗总计时间一般持续 3~6 个月。化疗常在门诊即可完成而无须住院。

手术前进行的化疗即术前化疗，亦称新辅助化疗。乳腺癌的辅助化疗大家都不陌生，即在手术之后所应用的旨在降低复发转移发生率的治疗手段。新辅助化疗是把这些辅助化疗提到手术之前。

既然都是辅助化疗，手术前和手术后应用又有什么不同呢？概括起来，新辅助化疗与辅助化疗相比存在以下区别：

① 减少辅助治疗的盲目性。众所周知，化疗是对人体可能有害的治疗手段，任何一种化疗方案都不可能对每位患者均奏效，而目前尚不具备准确预测化疗疗效的参照指标，所以在手术后应用治疗，无论是否有效都需要足量全程完成。也就是说，有相当一部分患者既接

受了治疗所造成的痛苦，又没有从中获得任何治疗益处。若把辅助治疗提至手术之前，在一定程度上可以减少治疗的盲目性，因为肿瘤本身就是最好的疗效判断指标，治疗有效肿瘤必然缩小，如果无效或效果不理想，可以及时调整方案。

②提高保留乳房的比例。保留乳房手术开展的多少，从一个侧面反映出医疗水平的高低和社会文明的进步程度。因为乳腺癌的保留乳房手术和切除乳房手术对患者生存的影响没有区别。但是，并不是每一位乳腺癌患者都适合作保乳手术，由于肿瘤大等原因，部分患者不能实现保留乳房的愿望。新辅助治疗可以在手术前尽量缩小肿瘤的体积，使保乳手术成功率大大提高。

③有望借新辅助治疗提高乳腺癌的生存率。尽管目前临床试验显示，在治疗方案相同的情况下，辅助化疗的术前应用和术后应用疗效一致，但也有试验证明，在新辅助化疗疗效好的病例（部分患者可以完全杀灭肿瘤），其

生存率高。因此，追求新辅助治疗获得的良好
疗效可能有益于患者的生存。此外，动物实验
还显示，早期应用化疗对于控制病灶播散和减
缓化疗耐药可能有益。是否适合新辅助化疗，
医生会根据每位患者的具体情况，挑选可能从
化疗中获益更大的病理类型进行治疗。

11.4　内分泌治疗

　　由于乳房属于代表第二性征的器官，乳房
本身的发育和正常细胞的生长也离不开性激素
（主要是雌激素）的影响。大约一半乳腺癌病
例受性激素刺激的影响较大，而降低体内性激
素的水平则有利于控制肿瘤的生长。雌激素主
要由位于盆腔内子宫两侧的卵巢产生，肾上腺
和脂肪组织也可合成雌激素。内分泌治疗通过
两条途径，一条是阻止雌激素发挥作用，另一
条是降低雌激素水平。阻止雌激素发挥作用的
药物又称抗雌激素制剂，这些药物对雌激素水
平无影响，可以用于各种年龄的患者；绝经前
的年轻女性降低雌激素水平的方法包括三种形

式，即药物治疗、手术治疗和放射治疗。药物治疗可应用抑制卵巢功能的药物如格舍瑞林达到治疗目的；手术治疗主要指切除双侧卵巢；放射治疗是对卵巢照射使其丧失分泌性激素的功能，由于其治疗疗效的不确定性和较多的副反应目前已很少采用。绝经后女性卵巢功能丧失，雌激素来自肾上腺和脂肪组织，抑制这些部位雌激素的转化即可降低雌激素水平。内分泌治疗只适用于癌细胞雌激素受体和 / 或孕激素受体阳性的患者，而阴性的患者内分泌治疗效果很差。

11.4.1 抗雌激素药物

他莫昔芬（三苯氧胺）是过去应用最多的抗雌激素制剂，大量资料证实手术后服用可以降低雌激素受体和 / 或孕激素受体阳性乳腺癌的复发转移机会，通常建议服药时间为 5 年。最近，大型临床试验结果证实，对于淋巴结转移等预后差的患者，延长内分泌治疗达 10 年可能比 5 年获益更大。他莫昔芬还用于晚期乳

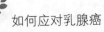

腺癌的治疗。提醒注意的是，正在服用抗抑郁药物或 β 受体阻滞剂（如倍他洛克）的患者会降低他莫昔芬的疗效。

托瑞米芬（法乐通）是另一种与他莫昔芬很相近的抗雌激素药物，疗效至少与他莫昔芬相当，但副反应可能比他莫昔芬轻。

氟唯司群是一种能够减少雌激素受体数量的药物，目前仅用于晚期乳腺癌患者。

11.4.2　降低雌激素水平的药物

这类药物主要有三种，即阿那曲唑（瑞宁德）、来曲唑（氟隆）和依西美坦（阿诺新），能够阻断肾上腺和脂肪组织中生成雌激素所必需的一种酶——芳香化酶，故统称为芳香化酶抑制剂。这类药物不能阻断绝经前女性卵巢分泌雌激素，所以一般情况下仅用于绝经后的女性。

芳香化酶抑制剂与他莫昔芬相比，副反应轻，不会引起子宫内膜癌，凝血事件也很少发生。但由于体内雌激素水平太低，可致骨质疏松，易发生骨折，唑来磷酸对服用芳香化酶抑制剂患者减少骨折的发生有益，推荐每半年应用一次。

近年研究显示，芳香化酶抑制剂的有效率高于他莫昔芬，因此，许多医生建议用芳香化酶抑制剂替代他莫昔芬用于手术后一线内分泌治疗。

11.5 靶向治疗

靶向治疗即针对癌细胞本身某些基因异常通过生物合成方法生产的特异性靶向治疗。目前对乳腺癌特异的靶向治疗药物应用最多的为曲妥珠单抗（Herceptin，赫塞汀），其为一种单克隆抗体，用于癌细胞 *HER-2* 高表达的患者，与乳腺癌细胞表面的 *HER-2* 受体相结合而发挥作用，单独应用或与化疗药物合用均有一定疗效。2005 年全球性试验结果显示，对特定人群术后应用一年赫塞汀使复发转移风险降低46%。但只有 20%~30% 的乳腺癌 *HER-2* 基因高表达。另外，应用赫塞汀时需要注意心脏情况，由于心肌细胞也有 *HER*-2 受体，所以也可造成心脏损伤。因此，应尽量避免与其他影响心脏的药物（如阿霉素和表阿霉素）同时应用。帕妥珠单抗和拉帕替尼的效果与曲妥珠单抗类似，而 TD-M1 主要用于晚期乳腺癌。

11.6　中医中药在乳腺癌治疗中的作用

中医中药是我国的特色医药，在许多医学领域发挥重要作用。在恶性肿瘤的治疗方面，中医在扶正祛邪这一指导思想下，通过中药治疗恢复正气，提高人体的抗病能力，对延缓肿瘤的发展，减轻患者的痛苦可能发挥一定作用。如放化疗期间减轻副反应和降低乳腺癌内分泌治疗过程中的潮热程度等。

需要提醒注意的是，中医中药在恶性肿瘤治疗方面所起的作用毕竟有限，单纯中医中药治疗恶性肿瘤缺乏循证医学证据，辅助治疗药物多数缺少设计严谨的大规模多中心随机双盲临床试验的资料（循证医学 I 级证据），因此，切不可盲目听信商家夸大其词的宣传。

　　另外，乳腺癌的中医中药治疗也需要到正规的大型中医肿瘤医院或肿瘤医院的中医科诊治为妥，肿瘤中医师会根据乳腺癌的特点辨证论治、因症施药，避免与"西医"治疗相矛盾的情况发生。

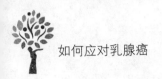

⑫ 治疗选择

乳腺癌确诊后通常有几种治疗选择，患者会有许多这样那样的疑问，医生是针对每位病人个体回答这些问题的最佳人选。医生会向病人建议应该采用哪种治疗方法，并解释不同治疗方法的利与弊。

一位患者的治疗选择需要参照多种因素，包括患者年龄、月经状态、一般身体状况、肿瘤大小及位置、癌症分期、实验室检查结果（如雌激素受体、孕激素受体、*HER*-2、Ki-67等）和乳房的大小等。大多数情况下，肿瘤分期是决定治疗最重要的因素，该分期是根据肿瘤大小和有无转移来确定，下面是乳腺癌临床分期和每期通常最常应用的治疗措施。

0期：0期乳腺癌有时也称作非浸润性癌或原位癌。主要包括以下两种情况：

① 小叶原位癌，指乳腺小叶的内膜出现

异常细胞，这些异常细胞很少会转变成浸润性癌，但它是乳腺癌危险性增加的标志，这种危险性包括双侧乳房。一些小叶原位癌女性可能会服用一种叫他莫昔芬的药物，以降低发生乳腺癌的危险；另一些女性可能会参加其他预防性新药的临床试验；还有一些女性可能选择不用任何治疗，只是定期检查；偶尔也有女性选择切除双侧乳房。

②　导管原位癌，也称导管内癌，指乳腺导管的内膜出现异常细胞，这些异常细胞仅限于导管内，而未浸至周围的乳腺组织。然而，与小叶原位癌不同，导管原位癌容易发生浸润性癌。患导管原位癌的女性，部分会选择保乳手术加乳房区放疗；另一部分可能选择全乳房切除加或不加乳房重建手术。通常不需要行腋窝淋巴结清扫术。患者还可能与医生商讨服用他莫昔芬，可以降低浸润性乳腺癌的危险。

Ⅰ期和Ⅱ期：Ⅰ、Ⅱ期乳腺癌又称早期乳腺癌，癌细胞已经浸出乳腺小叶或导管进入邻近乳腺组织。Ⅰ期指肿瘤直径不超过2厘米，

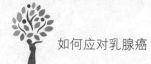

无乳房外癌转移。Ⅱ期包括以下三种情况：

① 肿瘤直径不超过 2 厘米，但腋窝淋巴结有转移。

② 无论腋窝淋巴结有无转移，肿瘤直径2~5 厘米。

③ 肿瘤直径超过 5 厘米，但腋窝淋巴结无转移。

患早期乳腺癌的女性可选择保乳手术加乳房区放疗或全乳房切除加或不加乳房重建手术，部分病例全乳房切除手术后也需要放疗。两种术式的疗效一致。选择何种术式，主要取决于肿瘤大小和位置、乳房大小、肿瘤的某些特征以及患者自身的感受。无论选择哪种术式，腋窝淋巴结处理仍然需要。大多数Ⅰ、Ⅱ期乳腺癌在完成外科和放疗后，还需要化疗和／或内分泌治疗，称为辅助治疗；如果这些全身治疗是在手术前应用，则称为新辅助治疗。全身治疗的目的是试图消灭任何残存的癌细胞，预防肿瘤复发和转移。

Ⅲ期：Ⅲ期乳腺癌也称局部进展期乳腺

癌，在这一阶段，乳腺肿瘤大于 5 厘米，并且转移到腋窝淋巴结；腋窝淋巴结转移严重；或者癌细胞转移至胸骨旁或其他乳房临近的组织。

炎性乳腺癌是一种特殊类型的局部进展期乳腺癌，由于癌细胞阻塞乳房皮肤的淋巴管，致使乳房出现红肿。

Ⅲ期乳腺癌既需要局部治疗又需要全身治疗，局部治疗包括手术和 / 或放疗，以去除乳房内病变；全身治疗包括化疗、内分泌治疗，或两者结合，以控制转移、减少复发。Ⅲ期乳腺癌的全身治疗常在局部治疗之前开始。

Ⅳ期：Ⅳ期乳腺癌即转移性乳腺癌，癌细胞已经转移到乳房和腋窝淋巴结之外的身体其他部位。这一阶段的乳腺癌首先考虑应用的是化疗和 / 或内分泌治疗来杀灭肿瘤、控制疾病。也可选择手术或放疗以控制乳房内病变，放疗还可用于控制转移至其他器官的癌细胞。

复发性乳腺癌：复发性乳腺癌即乳腺癌经过初次治疗后出现的复发。即使乳房内的肿瘤已被完全切除或破坏，由于在治疗后身体的其他部位可能仍然存在未被探知的癌细胞，所以部分患者可能会在初次治疗后的数年内出现复发或转移。大多数的复发发生在治疗后的2~3年之内，但也不乏初治十几年后又出现复发者。这里需要说明的是，个别患者在初次治疗后的一年甚至几个月内就出现了复发转移，这种情况虽然少见，但给患者和家属带来巨大痛苦和精神压力，有些甚至抱怨、怀疑经治医生当初的治疗决策。出现这种状况的原因不外乎两种情况：其一，患者在最初诊断时已经发生转移，只是限于目前的检查手段，当时无法查出已经存在的微小病灶；其二，当初的全身治疗无效。任何方案的治疗都无法保证100%有效，拿现行化疗方案为例，有效率达到70%~80%已很难得，换言之，有30%左右的患者在承受无效的治疗。这种情况虽然难以接受，但这就是现实。

虽然乳腺癌相对其他恶性肿瘤（如肺癌、消化道癌、卵巢癌等）是预后很好的肿瘤，本中心总体患者 10 年生存率已达 80% 以上，但必须看到，我们目前还无能力完全治愈全部乳腺癌患者，个别病例对任何治疗都反应极差而且进展很快，最终不治。

复发病灶只出现在原手术区域及其附近者称为局部复发；如果出现在身体的其他部位，即远处复发，又称为转移性乳腺癌。复发性乳腺癌要依具体情况采用再手术、化疗、放疗或几种方法联合应用。

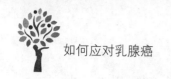

13 治疗副反应

目前对于癌症治疗还很难做到在杀灭肿瘤细胞的同时不伤害正常细胞。治疗对健康细胞或组织的损害引起身体的副反应，其程度主要取决于治疗的类型和强度。另外，副反应的程度因人而异，每一次反应的程度也不一样。如何处理副反应也是整个治疗计划的重要部分。

在治疗过程中，医生和护士会密切观察可能出现的毒副反应，并及时处理。

13.1 手术并发症及副反应

手术后可出现手术区短时的疼痛和触痛，一般情况下对症处理即可。任何外科手术都有可能出现切口感染、出血和麻醉反应等并发症，一旦出现这些情况，应及时向医生或护士反映，以便及时处理。

切除一侧乳房，尤其是乳房较大者，会出

现身体失衡。这种失衡可以引起颈部和背部不适。手术区的皮肤有紧缩感，手术侧上臂和肩部的肌肉有僵硬感。全乳房切除之后，部分女性出现这些肌肉的肌力永久性丧失；而对于大多数女性而言，肌力减退和上肢活动受限只是暂时现象。医生、护士或康复治疗师会指导患者进行正确的康复训练，帮助其尽快恢复上肢和肩部功能。

由于手术中可能损伤或切断某些神经，因此，手术后可能出现胸壁、腋下、肩部和上臂的麻木及刺痛等，这些异常感觉通常在手术后几周至几月消失，但部分女性会留下永久性的麻木感。

腋窝淋巴结清扫手术影响上肢淋巴回流，部分患者上肢和手部的淋巴液积聚造成肿胀，即淋巴水肿。患者应终生保护患侧上肢和手，使其尽量免受任何形式的损伤，包括医源性损伤、昆虫咬伤、生活中的划伤等，万一出现感染，应及时与医生联系。

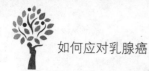

13.2 放疗副反应

放疗期间患者可能感觉疲劳，尤其是几次治疗之后。这种感觉可能在治疗结束后仍然持续一段时间。休息十分必要，但医生常常建议患者根据自身实际情况，进行适当锻炼。放疗之后，治疗区域的皮肤出现像太阳烧伤样的发红、干燥、娇嫩和刺痒，乳房感觉变硬变重，这些症状随着时间延长而减轻以至消失，一般需要 6~24 个月。一些女性接受放疗后，乳房出现变小变硬，腋窝接受放疗者还会加重上肢水肿。在临近治疗结束时，皮肤会变得"湿滑"，这时应尽可能多地将照射部位暴露于空气，并穿着宽松的棉质衣物，以减少对皮肤的摩擦刺激。放疗后的皮肤反应在治疗结束后会逐渐消失，但部分皮肤颜色改变可能长期存在。

13.3 化疗副反应

像放疗一样，化疗也会对健康细胞造成影响。化疗的副反应依所用药物的种类和剂量不同而表现各异。总的来讲，抗癌药物对快速分裂的细胞影响最大。

最多、最先受到影响的是造血细胞，这些细胞在人体内担负着抗感染、助凝血和输送氧气到身体各处的功能，因此，它们的功能受损后会出现易感染、易出血以及感觉体虚疲劳等症状。其次，容易受到损害的细胞是毛发根部的毛囊细胞和位于消化道内壁的黏膜上皮细胞，其结果导致脱发、食欲不振、恶心呕吐、腹泻和口腔溃疡。值得庆幸的是，在广大医务人员和科研工作者的多年努力下，一些减轻这些副反应的新药正不断出现，现在所进行化疗的副反应和以前相比已明显减轻。另外，一般情况下，这些化疗副反应是暂时的，治疗结束后会逐渐消失。头发会重新长出，但颜色和发质可能和化疗前不同。

一些抗癌药物还会损害卵巢，一旦卵巢失去产生性激素的功能，患者将出现绝经期症状，如潮热和阴道干涩等。化疗期间，月经周期变得不规律甚至停经，化疗结束后，部分患者月经恢复，另外一部分则永久停经。如果年轻女性仍有生育要求者，可在化疗期间应用卵巢保护药物，待化疗结束后绝大部分可以恢复月经。化疗期间有月经者，仍可能怀孕，应予注意。化疗药物对胎儿的影响研究还不够深入，仅见少数报道在怀孕3个月后应用化疗，婴儿出生后近期观察未见不良影响。目前情况下，孕期化疗仍需慎重。

部分乳腺癌患者化疗期间会出现认知功能障碍，即"化疗脑（chemobrain）"，主要表现为语言学习能力以及记忆功能的损害，如阅读理解能力和数字计算能力下降，记忆力减退和注意力不集中等。有研究显示，有1/3患者在化疗开始前即存在语言学习能力以及记忆功能的损害，化疗后增加至近2/3，在治疗结束1年后有一半患者的认知功能有所改善。出现"化疗脑"的原因目前还不十分清楚，可能与体内激素水平的变化有关，已知雌激素水平降低与认知功能减退有关；与癌症有关的全身免疫炎症反应和遗传易感性可能也是导致化疗前认知功能障碍的原因；另外，精神作用也会影响"化疗脑"的发生，如生活压力大的人认知功能减退得快，而癌症给患者带来的忧虑和精神压力远胜于一般生活压力，因此，"化疗脑"可能并非均与化疗有关。

化疗后的远期副反应罕见，有发生白血病的报道，多发生在化疗10年之后。

13.4　内分泌治疗副反应

内分泌治疗副反应很大程度上取决于特殊药物或治疗的种类。他莫昔芬（三苯氧胺，TAM）是最常用的内分泌治疗药物，它阻断癌细胞利用雌激素而不停止雌激素的生成。他莫昔芬的副反应包括潮热、阴道排液、恶心和月经紊乱等。如果用药期间仍有月经，此时仍可怀孕。他莫昔芬的严重副反应罕见，包括静脉内血栓形成（多见于下肢和肺），少数女性增加中风以及患子宫内膜癌的危险性。因此，任何异常阴道出血均应引起重视，应及时行盆腔检查和子宫内膜活检。由于TAM兼有类雌激素样作用，用药期间可以出现子宫内膜增厚、卵巢囊肿和子宫息肉等。单纯子宫内膜增厚无须处理，子宫内膜癌多发生在绝经后患者。TAM还可造成脂质代谢异常、脂肪肝等。托瑞米芬的某些副反应较TAM低，尤其在对脂质代谢的影响方面。

芳香化酶抑制剂的主要副反应为骨关节疼痛、僵硬，在身体的小关节表现尤甚。严重者可用芬必得等非甾体抗炎药拮抗或更换其他药物。

年轻女性行卵巢切除或卵巢放疗者会立即进入绝经期，其绝经期症状将重于自然绝经者。

13.5 靶向治疗副反应

靶向治疗的副反应按所用药物种类不同可有不同表现，每个患者的反应也不一样。注射部位的皮疹和肿胀常见，还可以出现感冒样症状。

曲妥珠单抗可出现以上症状，且第一次治疗后会减轻。另外，曲妥珠单抗还有一些少见但严重的副反应，如心脏损害致心力衰竭、肺损害致呼吸困难。因此，在应用曲妥珠单抗之前应仔细检查心肺功能，应用期间应严密观察。

13.6 癌症所伴随的疲乏

疲乏是癌症患者所经历的最常见的症状，接受化疗或放疗的患者大约 70%~100% 会感觉疲乏，而且会在治疗后持续很长一段时间，是影响患者生活质量的主要障碍。引起疲乏的原因是非常复杂的，可以是由于肿瘤本身和治疗直接引起，也可以由贫血、情绪低落、慢性疼痛、睡眠紊乱、电解质失衡、感染、营养不良、免疫功能低下或应用某些药物等引起。由于疲乏在一个人身上就可以由几种不同的原因引起，治疗也应该针对个人情况的不同来制定不同的方案。

人们常对癌症相关的疲乏产生错误的认识，认为疲乏是肿瘤病人不可避免的副反应，而且也没有好的治疗方法。实际上，只要认真分析疲乏的原因，通过合理的治疗，至少可以减轻疲乏的程度，从而提高生活质量。

13.6.1 癌症相关疲乏综合征

疲乏并非简单的症状，而是一组复杂的症候群，包括以下症状：

（1）显著疲劳，缺乏活力，小活动量的运动需要更长时间的休息。

（2）以虚弱或肢体沉重为主诉。

（3）注意力不集中。

（4）运动减少，不愿意参加通常的运动。

（5）失眠或睡眠过多。

（6）睡眠过后精力不恢复（不解乏）。

（7）常常需要与自己的懒散"抗争"。

（8）对疲乏的情感反应强烈，如沮丧、灰心、易激动等。

（9）由于感觉疲劳而很难完成白天的工作。

（10）短时记忆障碍。

（11）活动后不适感持续几个小时。

具备以下四项之一可以诊断为癌症相关疲

乏综合征：

① 出现上述 11 项中的 6 项以上症状，而且每天或几乎每天出现，并持续 2 周。

② 这些症状导致严重苦恼或影响社交、工作。

③ 有组织学的、体征上的或实验室证据支持疲乏症状是由癌症或癌症治疗引起的。

④ 这些症状不是由于心理性疾病引起的，如严重抑郁症、谵妄症等。

13.6.2　如何判别癌症相关的疲乏

癌症相关的疲乏也分急性和慢性两种，急性疲乏是由一次治疗的消耗超过了本身的能量资源所致。例如，一轮化疗可能使患者在几天内感到极度疲劳。慢性疲乏常见于癌症治疗中和治疗后，由身体、心理和行为等综合因素所致。疲乏常常表现为忧心忡忡和情绪波动，也是疾病相关功能受损的表现。具体到每个人来说，癌症相关的疲乏就是很少能够参加患病前的日常活动。不同的人表述的方式也不一样，如有人感觉就是疲倦（我连拿筷子的劲都没有）；有人感觉缺乏力量，根本无法支配自己（拎个小包就像拿几百斤的东西）；有人感觉缺乏运动的能量和灵活性（我感觉好像走在月球上一样）；有人感觉困倦而昏沉（我可以整天整夜躺在床上，但还是感觉疲乏）；有人感觉混沌而注意力不集中（我感觉脑子被糨糊糊住了）；还有人感觉无助和无能（我过去能做的事情现在什么都不能做了）。出现以上一种或几种症状提示可能存在癌症相关的疲乏。

疲乏对生活质量影响很大，应该引起更多重视。疲乏的患者常睡眠困难，使自己的社交生活、工作、性生活以及家庭生活都出现问题。另外，患疲乏症的患者因不能享受患病之前那样的生活而感觉烦恼和空虚，生活好像失去了意义。

13.6.3 癌症相关疲乏的常见原因

可能的常见原因包括贫血、情绪低落、睡眠紊乱、疼痛等。由于癌症相关疲乏最常见于接受放化疗的病人、外科手术后病人和癌症长期生存者，医生可以根据不同的原因予以相应的处理。

（1）由贫血或其他代谢紊乱引起的疲乏：使癌症患者感到疲乏的最常见的原因之一可能就是贫血。贫血使血细胞不能向身体各处运输足够的氧，而缺氧直接可以导致疲乏。通过简单的血常规检查就可检出是否贫血。据估计，大约一半的癌症患者在患病过程中会出现贫血，原因包括癌症治疗本身、手术相关的失血、肿瘤的骨髓侵犯和其他慢性病，如慢性肝病、慢性肾病、慢性感染和关节炎等。

贫血最常见的症状是疲乏无力，其他症状还包括气短、发冷、胸痛、脉快、头昏（尤其站立位）、注意力不集中、烦躁、指甲、眼睑和手掌苍白、食欲不振等。贫血所致的疲乏在许多方面影响生活质量，使许多日常活动受到限制，从而使患者感到沮丧并失去自信。严重的疲乏削弱了患者战胜疾病的能力，事实上，如果贫血明显就无法坚持化疗和放疗。治疗期间和治疗之后出现疲乏，应及时与医生沟通，以便及时处理。

对于贫血的治疗，尤其是较严重的贫血（血红蛋白低于 8 克），传统方法是输入红细胞，目前只适合于急性失血者。由于输血可能会引起其他并发症，如发热、感染和输血反应等，现很少采用。早在 20 世纪 90 年代，一种能促进红细胞生成的药物（促红细胞生成素）就开始用于化疗引起的贫血，从而避免或减少了输血，促红细胞生成素在贫血的早期应用效果更好。

（2）由抑郁症引起的疲乏：疲乏另一常见原因是抑郁症。据估计，1/4 的癌症患者会经历一定程度的抑郁，但很少引起医生和患者的重视，原因在于，许多癌症患者认为抑郁是癌症应有的副反应，必须学会适应它。另一原因是许多肿瘤医生并不熟悉抑郁症的表现。

抑郁症主要分两种类型，均与疲乏有关。一种是短暂的条件性抑郁，也是最常见的一型，它通常发生在突发的情感事件之后，如失恋或确诊为癌症。条件性抑郁通常伴随情绪变化，如恐惧、愤怒、焦虑、厌世和失眠。一般情况下，这型抑郁对支持治疗有效，经过一段时间的调整，抑郁症状会得到改善。另一型是严重的抑郁症，不单只是对坏消息的反应，而是影响包括日常工作在内的任何活动。患严重抑郁的人感到空虚，对生活缺乏乐趣，感到筋疲力尽，什么都做不成。严重的抑郁症虽然可能对某些支持治疗有效，但多数需要应用抗抑郁药物。

抑郁症相关的症状包括持续的情绪低落、对生活失去乐趣、经常哭泣、感觉自己无用或内疚、注意力不集中和疲乏，一些极端的病例不能正常生活或出现睡眠障碍、体重问题包括食欲不振或贪食、焦虑以及肌肉关节疼痛。

区分抑郁症和癌症相关疲乏的困难之处在于一些疲乏的症状与抑郁症导致的疲乏一样，而严重的疲乏也可以出现抑郁症的症状和体征。二者不能靠简单的实验室化验确诊，而需要心理医生的帮助。有时候，医生虽不能确定，但相信肯定存在抑郁的问题，可以试用一个疗

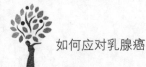

程的抗抑郁药和／或一个疗程的兴奋剂，有助于缓解病人的疲乏和抑郁。

肿瘤病人抑郁和疲乏的治疗在国外较为重视，但国内还是空白。治疗方法包括以下方面的内容：

① 药物治疗：许多治疗疲乏的药物对抑郁症也有效，还有许多非药物性疗法；

② 病人宣教：让患者了解病情，有减轻焦虑、改善情绪的作用，让她（他）们了解疲乏是常见的症状，尤其是在治疗期间，疲乏并不是病情加重的表现。

③ 行为认知治疗：可以针对个人或一群人，帮助她（他）们制定具体的方案，包括建立起生活的情趣、如何合理休息等。

④ 训练病人的应对技巧：有研究显示，不良情绪可以影响患者的免疫系统和治疗结果，而良好的心理状态可能增加患者的生存机会。正确面对现实，为自己重新定位，包括重新安排以后的生活，日常生活中多一些诙谐的幽默等都有助于缓解乳腺癌患者的情绪压力。

⑤ 心理治疗：专业心理医生的个体化的心理治疗可以帮助患者治愈癌症所造成的心理创伤，以及以前不同创伤所造成的影响。患者把自己的困难和想法交流出来有助于缓解紧张情绪，减轻压力，提高自信，改善免疫功能和健康状况，也使疲乏症状随之减轻。

（3）营养相关的疲乏：缺乏食欲是癌症患者的常见症状。当一个人的食欲降低时，营养状况肯定会受到较大影响。当身体的能量需求超过能量摄取时，必然会出现疲乏。许多研究显示，早期关注营养可使患者保持食欲、自我形象和自控能力。营养良好的人在外科手术后能很快康复，对放化疗也能很好耐受。除了吃饭之外，饮水也很重要，许多癌症患者也存在饮水不足。美国航空航天局的研究显示，人体内缺水可以导致肌肉无力、头昏和疲乏。另外，其他症状如腹泻、恶心和疼痛也可加重缺水。

许多自我照顾的方法可以帮助减轻癌症相关的食欲不振，目的是使进食变为享受。包括

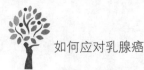

少量多餐、忌食热食、多食时令菜蔬、多食富含营养的食品、应用小盘小碗、每日少量多次饮用富含维生素的饮品、疼痛患者至少在进餐前半小时服用镇痛剂、常备一些小吃、尽量不下厨房、创造良好的进餐环境、不断变换食物种类和式样、多加调味品、进餐前小憩片刻、软食以及进餐前后漱口。

（4）睡眠不良和疲乏：可能最普通的认识是，假如我感到疲乏就需要更多的睡眠，通过对睡眠、抑郁症和疲乏的研究得出的结论认为这种说法是不正确的。更多的睡眠可能反而有害，过量睡眠会导致身体状况下降、死亡率增加以及失眠症。一项对癌症患者的调查显示，早晨起床越晚感觉疲乏越重。另一项事实是，睡眠太晚和太多都可使抑郁症加重。治疗抑郁症的方法之一就是不许睡觉。睡眠少的人并不影响白天活动，事实上患失眠症的人在晚上反应良好而且白天也很少打瞌睡。还有一种说法是，如果晚上睡眠不好，白天需要好好补一补。实际上，白天小睡若超过 15~20 分钟会感到更疲乏。以下是健康睡眠的建议，可以帮助患者睡眠而且不会增加抑郁或疲乏等问题。

1）每天在床上的时间应和患病前相当，限制在 6~8 小时。

2）每天定时起床，即使晚上未睡好也不要破坏。

3）白天小睡勿超过 15~20 分钟。

4）坚持晨练。

5）避免兴奋性饮料（如咖啡、酒精）和吸烟。

6）避免晚餐过量。

7）晚上避免刺激性强的活动。

8）晚上可以阅读、听音乐或看电视。

9）上床前洗个热水浴。

10）卧室只作睡觉和夫妻生活的空间。

11）如果夜间醒来不能入睡，不要躺在床上，起来到其他房间阅读或做一些其他事情。

12）进行晚间放松训练，如意向训练、超觉默念、催眠术等。

（5）疼痛相关的疲乏：疼痛是癌症患者

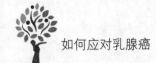

另一常见症状之一，也可以加重疲乏。疼痛由于影响睡眠、改变呼吸和情绪而消耗能量，任何疼痛由于身体本能的保护反应使肌肉痉挛而致疼痛更为严重，这样不但疼痛加重，疲乏也随之加重。

如果患有疼痛，应与医生和护士沟通，有多种药物和非药物疗法治疗疼痛。药物包括非甾体镇痛药、阿片类、解痉药和抗抑郁药；非药物疗法包括针灸、按摩、意向训练、催眠、生物反馈、放松训练和话疗等。

13.6.4 癌症相关疲乏的治疗

多种综合和药物方法能够减轻疲乏，由于许多癌症的症状，包括紧张、焦虑、抑郁、失眠、恶心呕吐以及疼痛都与疲乏有关，针对这些症状的治疗也有助于预防或治疗疲乏。

（1）针灸疗法：有研究显示针灸疗法可能对疼痛和化疗引起的恶心呕吐有作用，对潮热和睡眠紊乱也可能有益。

（2）身心疗法：不同的身心疗法包括放

松疗法、意向训练催眠术和生物反馈疗法。有研究显示，催眠术尤其适用于化疗相关的早发性恶心呕吐。所有这些技术都应由专业人员实施。

（3）音乐和艺术疗法：这种疗法尤其对减轻焦虑和疼痛有效。

（4）按摩疗法：这种疗法对缓解疼痛，减轻紧张和焦虑有效，尤其是慢性疼痛。有多种按摩，如推油，即按摩师在按摩过程中加入某些香料和中草药的油剂，有助于减轻肌肉紧张，缓解焦虑，治疗失眠。

（5）精神慰藉：即使我们不信仰宗教，精神抚慰也有助于缓解紧张、焦虑、疼痛以及睡眠问题。精神慰藉给患者带来希望，心态平和，从而从癌症的阴影中挣脱出来。

13.6.5　癌症生存者与疲乏

随着肿瘤治疗技术的进步，许多患者可以治愈而长期生存。对于这些癌症生存者，尤其是那些经过强化治疗（如大剂量化疗并骨髓移

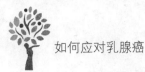

植）的患者，在她（他）们以后的生活中会遗留"化疗脑"（记忆力减退和注意力不集中等）和疲乏等问题，但对这一问题的研究甚少。一些抗抑郁药和兴奋性药物可能有所帮助，一些特殊训练和体育锻炼也将使患者受益。

13.6.6 家庭关爱消除疲乏

一位癌症患者对于一个家庭就像一场"灾难"，也是对每个家庭成员的考验，尤其对夫妻中的另一半更是如此。照顾一位患癌症的爱人很不容易，不但需要完成对方的日常工作，还要担当起家庭新的责任。另外，照顾者还要监督治疗，如服用镇痛剂等，实际上，他（她）是参与治疗的成员的延伸。爱人的表现和态度可能直接影响患者的心情和治疗效果，良好的家庭氛围，可以为患者增加战胜疾病的信心。从某种意义讲，这也是一种心理治疗，对一些癌症相关的症状包括疲乏都有减轻作用。

⑭ 乳腺癌手术后患肢康复

术后康复是乳腺癌治疗的一项重要组成部分。癌症康复工作者会尽力帮助患者尽快恢复到较满意水平。每位女性术后康复进程和结果不尽相同，这取决于疾病的程度、治疗的范围以及患者本人体质和配合情况等因素。

术后上肢和肩部锻炼有利于这些部位活动和力量的恢复，同时也有助于减轻颈背部的疼痛和僵硬。康复锻炼可从手术后 2~3 天开始，由前臂至上臂，锻炼强度由弱至强，范围由小到大。

通过锻炼和休息（将上肢垫枕抬高）常可预防或减轻手术后的上肢淋巴水肿。如果淋巴水肿已经出现，医生会建议进行某些锻炼或采取其他措施，如配戴弹力袖套或护腕以改善淋巴循环，手法按摩，还可用轻柔挤压上臂的仪器，目的都是加快上肢的淋巴回流。

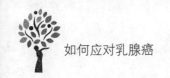
（15） 术后随访

乳腺癌手术后定期随访检查十分必要，规律的体格检查可以早期发现身体的变化。随访检查项目包括乳房、胸壁、腋窝区及锁骨上区域的查体，血液肿瘤标志物检测，以及肝、肺、骨等器官的检查。

一侧患乳腺癌的女性，对侧发生乳腺癌的机会增加，对侧乳房发生的任何改变均应及时向医生报告，对侧乳房 X 线和 / 或超声检查是术后随访的重要内容之一。

乳腺癌患者手术后出现任何不适感受均应向医生反映，如疼痛、食欲不振、体重减轻、月经周期变化、不规则阴道出血、视物不清等症状，头疼、头晕、呼吸短促、咳嗽或声音嘶哑、背痛等症状也应引起重视。这些症状可能是肿瘤复发的迹象，但多数情况下是其他原因造成的。

乳腺癌患者的心理支持

一位"健康"的女性一旦确诊为乳腺癌，对她今后的生活以及与她最近的人的生活都会产生重大影响，这些影响也很难处理。患者及其家属以及亲朋好友对这一事件的发生有着许多不同的有时甚至是迷惑的情感纠葛，虽然大家表达的方式不同，但出发点是一样的，即提供有益于解决问题的信息及帮助服务。

患癌的人们常常担心自己对家庭的影响、能否继续工作以及能否坚持日常活动。同时也关注临床检查、治疗方案、住院时间和经济负担。医生、护士可以回答治疗和康复方面的问题，而在治疗康复过程中的心理感受需要心理医生的帮助。

朋友和亲属可以在许多方面提供帮助，另外，与其他癌症患者的交流也很有必要。比如，乳腺癌患者聚在一起，可以共同交流治疗和康复过程中的经验与体会。但是，需要提醒大家的是，每位患者对治疗的反应均不一样，即使是同一种疾病，对你有效的治疗可能并不适合于她，朋友与亲属的建议，应与医生协商后采纳。

目前我国亦已成立相应的民间机构，帮助广大癌症患者健康地生活，如北京的"癌症康复会"和各地的"抗癌乐园"等。这些癌症患者的大家庭在调节患者情绪和促进患者康复方面发挥着积极作用。

乳腺癌患者担心的不但是自身形体的变化，还关心别人如何看待自己。她们可能想到乳腺癌及其治疗将会影响性关系。许多夫妇发现，在这一阶段讨论这一话题，有助于寻找其他表达爱意的方式。

⟨17⟩ 癌症研究的新希望

全球的医务工作者正在进行多种类型的临床试验，这些试验患者都可以自愿参加。正是这些临床试验使乳腺癌在预防、诊断与治疗等多个领域取得很大进展，研究者正不断探寻更为有效的手段。参加临床试验的人们可能最先从新的疗法中获益，而且也为医学科学的发展做出了重要贡献。当然，临床试验也存在一定风险，研究者会仔细设计试验，尽可能保护受试者的安全。参加临床试验者应签署知情同意书，了解参加试验的利与弊，并可随时撤出试验。

17.1 病因与预防

目前，医生还不清楚为什么有些人患乳腺癌，但有一点很清楚，乳腺癌不是由于碰撞、擦伤或挤压所引起的，而且乳腺癌不传染，一个人不可能从另一个人身上得到乳腺癌。

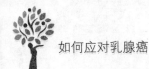

　　科学家正在努力探索使乳腺癌发病率增加的因素，例如，乳腺癌危险性增加是否与环境因素有关？但目前，我们还没有足够的资料证实环境因素会影响乳腺癌的发生危险性。

　　女性生活方式的某些方面可能影响其患乳腺癌的机会。例如，最近研究显示，规律性的体育锻炼能够降低年轻女性乳腺癌的危险性。另有一些资料提示饮食结构和乳腺癌发病之间存在关联，但尚不清楚是否经过特殊的饮食改变会真的预防乳腺癌，这也是值得研究的课题。

　　流产是否对乳腺癌发病率构成影响目前还不十分明确，现有研究资料的结论很不一致。

　　现已确定某些基因的变化（突变）会增加乳腺癌的发病危险，具有很强乳腺癌家族史的女性可以进行血液化验，观察是否携带遗传性 *BRCA*1 和 *BRCA*2 基因改变。具有发生遗传性乳腺癌倾向的女性，应向乳腺专业医生咨询是否适合进行某些检查，并了解遗传学方面的知识，对基因检测结果正确评估以及需要采取的措施。

科学家正在寻找能预防乳腺癌的药物。在一项大宗病例的研究中，乳腺癌内分泌治疗的常用药物——他莫昔芬能够降低乳腺癌发病高危险人群的乳腺癌发病率。

17.2　筛查与诊断

目前，乳房 X 线检查是乳腺癌筛查最有效的手段，研究人员正在探索如何使乳房 X 线检查更精确，如利用计算机阅读乳房 X 线片（数字乳房 X 线检查）。其他正在研究的方法包括核磁共振检查（MRI）、乳房超声检查和派特（PET）检查。

另外，一些肿瘤标志物的研究也在进行中，这些物质可能在癌症患者中数量升高。血液、尿液和乳头溢液中均可检测肿瘤标志物，但必须说明，截至目前，没有任何一种肿瘤标志物能够确诊乳腺癌。

17.3　治疗

通过研究，医务工作者试图寻找新的更为

有效的治疗癌症的途径。许多治疗乳腺癌的新方法正在试验中。当实验室研究显示一项新的治疗方法有前景，将征召癌症患者进行临床试验，这些研究设计可以回答许多重要问题并检验这种新疗法的安全性和有效性。通常情况下，临床试验是将新疗法与现行的标准疗法对比。

研究人员正在进行新的抗癌药物试验，包括用药剂量和治疗方案，并与几种药物组合，也包括与内分泌治疗的结合。

新的生物治疗也在研究中，如已设计出几种癌症疫苗以刺激机体免疫系统，以提高抗乳腺癌细胞的反应。生物治疗与其他药物联合应用的临床试验也在进行中。

研究人员对如何减轻肿瘤治疗的副反应、改善患者生活质量以及减轻疼痛方面也在不断努力，前哨淋巴结活检研究就是其中之一。其研究目的是弄清这一措施能否减少乳腺癌手术过程中淋巴结的切除数量。化疗会降低骨髓的造血能力，研究人员正在努力寻找促进血细胞尽快恢复的方法以配合高剂量化疗的实施，这些研究应用的生物治疗包括造血刺激因子、自体骨髓移植和外周血干细胞移植。

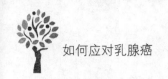

18 关于乳房重建

乳腺癌行乳房切除以后您想过重建自己的乳房吗？是否需要乳房重建完全是个人的选择，在做出决定之前，一定要与你关系最近的人一起与医生共同讨论。

现在对于乳腺癌这种疾病，人们无论是从对它的认识方面还是治疗方法，都与以往有很大不同，出现了许多包括外科治疗在内的新的治疗手段，也就是说，现在乳腺癌患者有了许多新的选择。乳房重建也是治疗康复的选择之一。

绝大多数乳腺癌患者，不管年龄大小、初次手术的种类，也不论手术后时间的长短，均可选择乳房重建手术。部分乳房重建也可在乳房切除后立即进行，这样在麻醉清醒后患者不会感受乳房缺失的痛苦。

乳房重建的目的是在佩戴乳罩后能够显示

两侧对称的"乳房",重建乳房和保留乳房的区别只有在胸部暴露后才会看出。因此,穿着绝大多数种类的外衣后都会显现良好的体形,患者自身就会产生良好的感觉,从而信心倍增。

乳房切除患者在决定进行乳房重建手术之前应对其有充分的了解。乳房重建的过程可能需要一次到几次手术,所以需要权衡该手术的获益和风险。选择乳房重建的女性有不同的原因,有的是为了永久获得乳房轮廓,改善自身形体形象;有的是为了减少佩戴外置假体的烦琐。

乳房重建除能改善女性身体形象和增加自信心外,并不能解决癌症造成的心理和个人问题。乳腺癌患者及其家人必须明确希望从乳房重建手术中获得什么。

18.1 何为乳房重建

乳房重建是针对乳腺癌女性的外科手术,其目的是再建乳房轮廓,如果有要求,还可重建乳头乳晕。

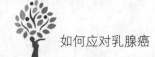

目前应用最多的有两种重建手术：一种是假体植入，另一种是肌肉瓣或肌皮瓣成形。选择哪一种手术要根据需要的组织量、组织的存活情况、对侧乳房的大小、手术后的恢复时间以及可能出现的肌肉功能丧失来决定。医生会与患者讨论并向患者推荐最为适合的术式。

18.2　谁需要乳房重建

乳房重建手术常常是全乳房切除患者的选择，大部分全乳房切除患者能够实施这种手术，而乳腺癌局部切除的患者，由于切除的组织量少，一般不需重建乳房。

许多女性选择在乳房切除之后进行二期乳房重建，在治疗乳腺癌之时，她们不想考虑乳房重建问题。另一些女性只是不愿意做任何"多余"的手术。医生也可能由于这样或那样的原因不建议马上进行乳房重建，尤其是需要应用肌皮瓣等更为复杂的手术时。有其他健康问题的女性，如肥胖、高血压以及吸烟者可能也不宜马上重建，甚至还可能不是乳房重建手术的

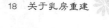

适应证。如果还需要放疗，医生可能建议将乳房重建推迟到放疗结束之后。

18.3 有哪些乳房重建类型

18.3.1 假体植入

最常用的乳房重建类型是假体植入，植入的假体包括盐水假体和硅凝胶假体。乳房切除之后，医生首先在胸部肌肉的下面植入一个被称作扩张器的物体，就像一个气球。每隔一段时间，医生就向扩张器内注入一定量的无菌盐水，当乳房区域的皮肤得到足够扩张时，需再做一次手术取出盐水扩张器，换上"永久性"的乳房假体。也有将扩张器当"永久性"的乳房假体使用，从而免除二次手术的痛苦。如果胸前的皮肤开始就比较松弛，也可不用扩张器而直接植入乳房假体。

如果还想做乳头和乳晕的重建，则需要以后二次手术。

乳房假体的安全性是广大女性，同时也

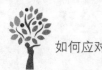

是医生所关心的问题。假体内充注的是液态的硅凝胶，有关这些硅凝胶在人体内是否会产生不良影响，多年来一直存在争议。1992年美国食品与药物管理局（FDA）曾以硅凝胶乳房假体可能会引起免疫系统疾病为由限制其用于隆乳。但1999年，美国国家科学院医学研究所，组织13位最具影响力的科学家，分析多项研究结果，最后发布最具权威性的报告。该报告指出，硅凝胶乳房假体已在世界范围内应用40余年，大量临床实践和文献资料表明，硅凝胶乳房假体和盐水假体一样安全可靠，是目前隆乳的首选材料，不会对人体造成伤害。

18.3.2 肌肉瓣或肌皮瓣成形

肌肉瓣或肌皮瓣乳房重建是将背部、腹部或臀部的组织移植到胸部，塑形成乳房形状。有些还需要做血管吻合。缺点为在供应组织区和重建乳房区均有手术瘢痕。

（1）背阔肌肌皮瓣成形：背阔肌位于人体的后背外侧，所提供的组织量不多，适用于中小乳房的女性。如果组织量不足，还可与乳房假体联合使用。背阔肌功能取消后对人体日常生活影响不大。

（2）腹直肌肌皮瓣成形：取下腹部的皮肤、皮下脂肪和一侧的腹直肌（腹部中间的肌肉）。此术式所提供的组织量大，不需联合应用假体，适合于腹部较肥胖、松弛的女性，同时有腹部减肥的效果。缺点是下腹部留下较长的横行手术瘢痕，腹部肌肉的力量减弱。

（3）游离组织瓣成形：取自臀部、大腿或下腹部的组织，将所属血管切断，然后将组织整块移至胸前，并将离断的血管与腋窝或胸内侧的血管相吻合。由于血管很细，需要在显微镜下完成吻合操作，手术难度较大。

18.3.3　乳头乳晕重建

一些乳房重建的女性还要求重建乳头和乳晕，这一过程在乳房重建之后待新乳房定形后实施。新乳头的组织选自患者自身组织，如新建乳房、对侧乳头或耳朵；新乳晕的组织可选

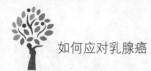

自大腿上内侧的皮肤，也可用文身的方法。

18.4　乳房重建还需要了解的问题

在乳腺癌确诊后就应该考虑是否需要进行乳房重建。要与医生讨论，医生会根据你个人的年龄、健康情况、身体类型以及具体要求选择一种最为适合的重建术式。医生还会解释所选术式的风险及不足，乳房重建可以改善你的形象，重新找回自信，但应提醒注意，乳房重建后只是改善形象但并不完美。

手术麻醉在第一次重建时常选择全身麻醉，你可以在睡眠状态下完成手术。接下来的手术在局部麻醉下就可完成，部分需要应用镇静药，你将清醒并放松，但可能会有些不舒服。

任何手术都有某些危险及并发症，乳房重建手术也有些特殊的问题。可能出现的并发症包括出血、积液、瘢痕增生、感染以及麻醉问题，但这些并发症并不常见。

像所有外科手术一样，吸烟者的尼古丁可致伤口愈合缓慢，可以导致瘢痕较大，愈合时间长。手术 1~2 周时间内可能出现感染，如果是假体植入手术，需要取出假体，待感染控制以后再植入新的假体。

乳房假体植入最常见的并发症是纤维囊的挛缩，这是由于所植入假体的周围瘢痕收缩挤压柔软的假体造成的，使乳房感觉变硬。一旦出现这种并发症，有几种治疗方法，常常需要手术去除瘢痕组织，也可以取出或更换假体。

选择假体植入乳房重建的女性，手术后1~2 周内常感觉疲劳和疼痛，服药后可缓解。伤口引流管多在 1 周内去除，7~10 天拆除缝线。

另外，重建的乳房在通常情况下并无乳房的感觉，有时，部分感觉可恢复。手术瘢痕随时间的推移而减轻，可能需要 1~2 年，但不可能完全消失。乳房重建后应按医生指导进行伸展训练。一般应注意，在重建后的 4~6 周内，避免任何形式的超过头部的举重物、胸部紧张性运动。

全乳房切除后数月或数年才做乳房重建

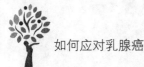

者，一旦完成重建，患者需要一段时间的情绪上的再调整，就像开始需要时间适应乳房缺失一样，想到重建的乳房成为自己身体的一部分，开始会感觉兴奋、紧张和迷茫。与其他完成乳房重建的女性交流或与精神康复医生联系有助于尽快消除这种情绪。

乳房重建对乳腺癌复发无影响，一旦真的复发也不会影响化疗或放疗。但是乳房重建后个别病例局部复发不易早期发现。

对侧乳房需要定期进行 X 线检查，但重建的乳房一般不推荐这项检查，超声检查可能更为适宜。

乳房重建之后应该学会乳房自我检查，一般在每月的固定时间同时检查两侧乳房，患者需要了解哪些为正常情况，哪些属于异常。重建的乳房可有不同的感觉，保留的乳房也会发生变化。

最后再次强调，乳房重建不是一种急诊手术，患者需要花时间考虑，认真权衡利弊之后再作决定。另外，重建手术常常需要多次手术来调整乳房的对称性，若重建手术失败，会给患者增加更大的精神和肉体上的负担。

19 关于上肢淋巴水肿

　　每一位乳腺癌手术治疗的患者都面临着上肢淋巴水肿的危险，但大多数人不会出现这种并发症。目前尚不清楚哪些人会出现这种并发症，因此早期发现并处理显得尤为重要。

19.1　什么是淋巴水肿

　　我们人体内存在着由淋巴结和淋巴管组成的一套网络，和血管系统一样，携带并清除全身各处的淋巴液。淋巴液内还含有白细胞，帮助人体抵抗感染。在进行乳腺癌外科手术时，通常会切除位于腋窝的淋巴结，看是否存在转移，这样使一些引流上肢的淋巴管也被切除或切断。这样会导致患侧上肢淋巴液引流方向改变，难以向中央回流。如果剩余的淋巴管不能很好地引流腋窝和乳房区的淋巴液，这些多余的淋巴液就会引起肿胀，即淋巴水肿。腋窝区的放射治疗同样会影响上肢和乳房区域的淋巴引流，增加淋巴水肿的危险。

19.2　淋巴水肿与腋窝淋巴结切除多少有关

淋巴水肿一般发展缓慢，肿胀的程度也由轻度至重度不等，可以在手术和放疗后很快出现，也可以在治疗后的数月甚至数年才出现。淋巴结切除数量越多，发生淋巴水肿的危险也越大。医生并不十分清楚为什么同样的手术只有一部分人更容易发生淋巴水肿。随着乳腺癌的治疗越来越趋于保守，即单纯局部切除替代乳房全切除，以及前哨淋巴结活检技术的应用，医生希望淋巴水肿的发生越来越少。虽然淋巴水肿的机理还不十分清楚，但仍有一些方法可以减少这一并发症的发生。

19.3　手术和放疗后如何减少淋巴水肿

一些淋巴水肿可能在手术后不久即出现，这些水肿通常可能是暂时的，常在 6~12 周内逐渐消失，以下措施可能有助于缓解水肿。

（1）像平常一样活动水肿的上肢，包括梳头、洗澡、穿衣和吃饭。

（2）平卧抬高受累上肢至心脏水平以上，每次 45 分钟，每天 2~3 次；将水肿的胳膊放在枕头上，使手略高于腕，肘略高于肩。

（3）在平卧抬高水肿上肢时，反复练习握拳和松拳 15~25 次，每天 3~4 次。这些练习有助于将淋巴液通过未损伤的淋巴管泵出水肿的上肢。

（4）加强上肢和肩部运动锻炼，使其活动范围达到正常。锻炼需于手术 1 周后开始，在医生或护士指导下进行。一般情况下，4~6 周后，上肢和肩部的活动范围达到手术前水平。

（5）如果手术后还接受放疗，可能引起上肢水肿或延长上肢水肿的时间，在治疗近结束时，还可引起某种程度的乳房水肿。这种水肿是暂时的，随着时间的推移会逐渐消失。在治疗期间和接下来最长达 18 个月的时间内，应每天进行简单的伸展练习，以保持肩部的活动范围。

19.4 如何预防和控制淋巴水肿

尽管没有科学研究显示患者本身能够预防淋巴水肿，许多专家还是推荐一些基本指导，希望有助于降低淋巴水肿的发生危险或延缓其发生。

19.4.1 减少感染机会

人体对感染的反应就是增加额外的液体去抵抗感染，而切除或损伤淋巴结和淋巴管会使运输这些多余的液体变得吃力，从而可以诱发淋巴水肿。良好的卫生习惯和仔细的皮肤护理可以通过减少感染而降低淋巴水肿的发生危险。

（1）患侧上肢尽量避免静脉采血、输液及接种疫苗等有创操作。

（2）保持上肢清洁卫生，及时处理上肢割伤、擦伤、蚊虫叮咬伤及手指倒刺等损伤。

（3）做日常家务时，尤其是修整花草时，不要忘记戴防护手套。

（4）做针线活时要戴上顶针。

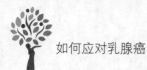
（5）如果要清理腋毛，请用电动剃须刀，不要用刮刀或化学除毛剂，以免刮伤或刺激皮肤。

（6）外出活动必要时应用驱虫剂，万一被蜂蜇咬，清洁并抬高上肢，并及时消毒处理。

19.4.2 避免烧伤

像感染一样，烧伤也会导致伤处液体增多，因此增加淋巴水肿的机会。

（1）保护上肢不被晒伤，必要时应用防晒霜。

（2）在烹调等靠近火源时应戴露指长手套。

（3）在微波或油炸食物时，避免热油的烫伤。

（4）避免热环境，如热盆浴或桑拿浴，因热也会导致液体聚积。

19.4.3 避免挤压

压迫或挤压上肢可能会增加血管周围的压

力，导致液体增加和肿胀，一些女性可能因此而出现淋巴水肿。一些淋巴水肿的出现可能与乘坐飞机有关，这可能与飞机座舱的低气压有关。

（1）穿衣、戴手套以及佩戴首饰不要太紧。

（2）避免用患侧肩部挎箱包。

（3）佩戴宽松舒适的胸罩使其不会勒紧肩部，全乳房切除术后选择较轻的外置义乳。

（4）测量血压应在健侧胳膊，若为双侧乳腺癌患者，则选择下肢。

（5）若必须频繁乘飞机或长时间空中飞行，需要穿戴压力（弹力）袖套，并尽量使患侧上肢保持在心脏水平以上，旅行中还要经常屈曲上肢。

19.4.4　避免肌肉拉伤

患侧上肢进行正常的日常活动十分必要，如梳头、洗澡等，这有利于恢复上肢的正常功能。但是，活动过度又可能引发淋巴水肿。因此，仍有些方面值得注意。

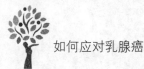

（1）像正常人一样活动患侧上肢，在手术后或放疗后 4~6 周争取达到手术前水平。

（2）患侧上肢规律锻炼但不可过度，在做任何紧张性锻炼之前，如举重或打网球，要向医生、护士或康复训练师请教，了解该锻炼想达到的目的和限制，确定什么程度的活动适合于你，以及在紧张性锻炼时是否需要佩戴弹力袖套。

（3）尽量用健侧上肢或用双手提较重的物品，如杂物、手提箱以及小孩子等。

19.5　如何处理刮伤、擦伤及烧伤

（1）用肥皂和清水清洗伤处。

（2）涂抹抗生素软膏或抗烫伤油膏于伤处。

（3）覆盖清洁纱布或绷带。

（4）对于烧伤，先用冰袋或冷水处理患处 15 分钟，然后用肥皂和清水清洗伤处，最后用清洁干燥的敷料包扎。

（5）观察有无感染迹象，如皮疹、红斑、肿胀、皮温高、压痛和发热等。出现上述情况，

及时与医生联系。

19.6　淋巴水肿有哪些表现

（1）上肢胀满沉重感。

（2）感觉皮肤发紧。

（3）手及腕部活动不灵活。

（4）穿夹克衫或长袖衫时感觉袖口紧。

（5）佩戴戒指、手表和手镯时感觉紧，但体重并未增加。

19.7　什么情况需与医生联系

（1）发现患侧上肢肿胀，伴或不伴有疼痛，持续 1~2 周。

（2）患侧上肢及腋窝下感觉发热并发红或突然肿胀。这些症状可能为感染迹象，可能需要抗生素治疗。

（3）体温在 38℃以上，又无感冒症状。

19.8　淋巴水肿的治疗

淋巴水肿确诊后，尽管对于重度水肿患

者尚无十分有效的治疗方法，但对于轻度和中度患者，尤其在早期阶段，医生和康复治疗师的指导和治疗性锻炼有助于控制水肿进一步加重，并降低感染的发生危险。治疗包括皮肤护理、上肢按摩、特殊绷带包扎、康复操练习和佩戴合适的弹力袖套等。早期的康复治疗可使治疗疗程缩短并能尽快控制淋巴水肿的发展。

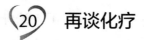 **再谈化疗**

20.1 了解化疗

20.1.1 什么是化疗

化疗是通过药物直接杀死癌细胞的治疗方法，这些药物通常称为"抗癌药"。

20.1.2 化疗药物如何发挥作用

正常细胞的生长和死亡完全在身体的控制之下，而癌细胞的生长和繁殖完全失去控制。抗癌药的作用就是破坏这些癌细胞，使其停止生长和分裂。但抗癌药最大的不足之处就在于在杀死癌细胞的同时对健康细胞也有作用，尤其那些细胞分裂较快的组织。抗癌药对健康细胞的影响会引起治疗的副反应。这些受损伤的健康细胞在化疗结束之后通常可自行修复。

由于有些药物联合应用有协同作用，所以

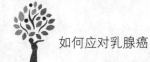

临床上常将两种以上的抗癌药合用，称为"联合化疗"。

另外，有些药物也被用于治疗癌症，包括能够阻止体内某些激素作用的药物。医生也可能应用生物治疗，即应用一些能够激发你自身免疫系统功能的物质，靠免疫系统攻杀癌症。通常情况下，机体内只生产少量这类物质以抵御癌细胞和其他疾病，这些物质也可以在体外制备，应用于患者体内以杀灭癌细胞或改变机体对肿瘤的反应，还可以帮助机体修复或产生新的被化疗破坏的正常细胞。

20.1.3　化疗能够发挥什么样作用

根据癌症的种类和进展情况的不同，化疗所起的作用和目的有所不同。

（1）治愈癌症：如果患者体内没有发现仍然存在癌细胞的证据，就可以认为是被治愈了。

（2）控制癌症：这些作用包括保持癌细胞不向远处的其他器官播散、减缓癌症生长以

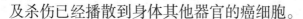

及杀伤已经播散到身体其他器官的癌细胞。

（3）缓解由于癌症引起的症状：例如，缓解疼痛症状使患者生活得更舒适。

20.1.4　化疗与其他治疗的联合

有时化疗是患者所接受的唯一治疗。但更常见的是化疗与外科手术、放射治疗以及生物治疗等联合应用。其目的在于：

（1）在手术前用药，达到缩小肿瘤、检测药物敏感性作用，部分疗效好的患者生存期延长，也被称作新辅助治疗。

（2）手术和/或放疗后帮助杀灭任何可能存在的癌细胞，也被称作辅助化疗。

（3）提高放疗和生物治疗的疗效。

（4）当肿瘤复发或由原发部位播散到身体其他器官时，帮助杀灭这些癌细胞。

20.1.5　选择哪种化疗药物

一些化疗药物可用于多种不同类型的癌症，而另一些化疗药物只对 1~2 种癌症有效，

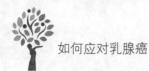

医生所推荐的化疗方案主要依据为：

（1）你所患的是哪种癌症。

（2）癌症发生在哪个器官。

（3）癌症对你正常机体功能的影响。

（4）你的总体健康状况。

20.1.6　关于临床试验

临床试验，即所谓癌症治疗试验或癌症治疗研究，目的是检验新的癌症治疗方法，包括新的药物、新的手术或放疗方案、新的联合治疗或新的治疗手段，如基因治疗。最终目的是发现更好的癌症治疗方法，从而帮助癌症患者。有不同类型的临床试验，称作一期临床试验、二期临床试验和三期临床试验。每种临床试验都是经过长期细致的实验研究之后的最后步骤。

对医学领域的临床试验，我国和国外相比，无论从对试验的理解还是试验的参与都相差很远。人们传统的想法认为，一谈到"试验"就是医生把患者当试验品，要从患者那里获得利益。实际上，参与医学临床试验，患者在为医学进步做出贡献的同时，也可能从中获得最为超前的治疗机会。

20.1.7 患者可能在哪些方面从临床试验中获益

（1）临床试验提供高质量的医疗服务。

（2）如果一项新的治疗方法被证实有效，你可能是第一批受益者。

（3）向你提供了一个帮助其他人及为医学进步出力的机会。

20.1.8 参与临床试验可能存在的不足

（1）正在研究的新的治疗方法并不一定优于甚至还不如标准治疗方法。

（2）即使新的治疗优于标准治疗，你本人也不一定必然获益。

（3）在研究中，由于病例选择是随机的，如果你被随机分到采用标准治疗而不是应用新方法，其治疗结果可能不像新方法那样有效。

（4）可能存在医疗保险和公费医疗的问

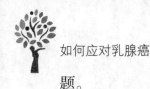

题。

在决定参加临床试验之前，你需要了解一些问题，如该临床试验目的是什么？我能获得什么益处？我可能承担哪些短期和长期的风险及可能的副反应？试验会影响我的日常生活吗？以及本人需要负担多少费用等。待了解以上情况之后，需要签署知情同意书，医患双方各自履行自己的义务。

20.2　化疗过程中你需要了解什么

一些癌症患者希望了解有关治疗的详细情况，而另一些患者可能只希望了解一般的内容。希望了解多少信息是每位患者自己的选择，但有些是每位化疗的患者都关心的问题。

有不清楚的问题可以随时向医生护士了解，这样更有助于配合治疗。不要碍于"面子"，在癌症治疗方面，作为患者没有"愚蠢"的问题。为了节省时间和防止遗漏，有些患者在每次看医生时把问题一项一项记录下来，这是一种聪明之举。

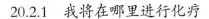

20.2.1　我将在哪里进行化疗

许多场所均可进行化疗，如住院化疗、门诊化疗、家庭化疗等。选择在哪里化疗，需要根据所用药物、你的医疗费用的出处来决定，有时还要根据你自己和医生的要求来决定。多数患者的化疗在门诊就可完成，有时在最初化疗时可能需要短时住院化疗，以便密切观察药物的反应，便于及时处理。

20.2.2　多长时间需要化疗一次

每次化疗的时间间隔取决于：

（1）你所患癌症的种类。

（2）治疗的目标。

（3）所选用的化疗药物。

（4）你对这些化疗药物的反应如何。

你的化疗可能每天一次、每周一次，也可能每月一次。化疗常常按周期来算，包括治疗时间和接下来的休息时间。休息时间是给机体一个产生新的健康细胞和恢复体力的机会。具体化疗间隔时间由主治医生决定。

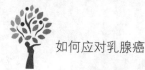

　　严格按照计划时间完成化疗对发挥药物的最佳效果十分重要，如果由于身体原因也可适当延长间隔时间。如由于血液细胞太少或肝脏功能受损，医生可能要求你暂缓化疗，并作相应处理，确定新的化疗时间。

20.2.3　化疗途径

　　化疗药物可从多种途径进入体内，如静脉化疗、口服化疗、注射化疗和经皮肤化疗等。

　　（1）经静脉化疗：经静脉化疗是临床上最常用的化疗方法，通常在手或前臂的表浅静脉穿刺给药。开始输液时，如果在穿刺部位感觉发凉、发热或其他异常感觉，应立即报告护士或医生；静脉化疗过程中或化疗后，如果出现局部疼痛、烧灼感、皮肤发红、肿胀或其他不适，也应向医生护士汇报。

　　化疗也可经导管及输液泵等注药。

　　经导管化疗是用一根细的、软而有弹性的管，放到身体的大静脉内，并长时间留在那里。需要多次反复静脉化疗或需要持续用药的患者才采用导管化疗，经导管可以给药还可以采血。有时导管连接一个小的圆形球囊或金属盘，圆形球囊或金属盘被埋藏于皮肤下面，可随时向里面注药。还有一种泵用于化疗，这种泵可以控制药物进入导管的速度。泵又分两种——外置泵和内置泵。外置泵留在体外，多数是便携式，用药期间患者可以自由活动；内置泵是在外科手术时留在体内，通常正放在皮肤下面。化疗泵储存一定量的化疗药，不影响患者的正常生活。导管、球囊及化疗泵，只要放置得当、护理到位，不会引起疼痛。

　　导管通常放置在胸腔的大静脉内，也称中心静脉导管。导管的穿刺部位多选择胸上部的锁骨下静脉或上肢的肘部静脉。导管还可放置在动脉或身体的其他部位，如胸腹腔、盆腔和脊髓腔等。

　　（2）口服化疗：将化疗药物制成片剂、胶囊或液体，像其他药品一样服用。

　　（3）注射化疗：包括深部的肌肉注射、表浅的皮下注射和直接注射到肿瘤的肿瘤内注

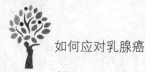

射。

（4）经皮肤化疗：将化疗药物涂抹在皮肤表面。

20.2.4　化疗期间有什么感觉

许多人在接受化疗时容易疲劳，而另外一些人会感觉很好，以至于可以正常工作和生活。每个人对每种治疗的反应都不一样，因此，医生常常不能准确地告诉你化疗后会反应如何。你个人总的健康状况、所患癌症的类型和程度以及所选择化疗药物的种类和剂量均会影响用药后的感觉。

例如，当你服用防止恶心呕吐的药物时，由于这些药物可能使你感到疲劳，所以化疗时你可能需要接送。你可能在化疗后第一天就感觉非常疲劳并持续几天。医生可以帮助你计划治疗时间。如果你要带小孩，你可能希望把化疗安排在有人照看孩子的时间。

多数人化疗期间可以坚持工作，但如果化疗使你很疲劳或有其他副反应，就可能需要调整工作计划。将你的要求和希望向上级说明，他（她）可能安排你业余时间工作、白天工作中让你小憩片刻或安排在家办公。

20.2.5　化疗期间能否应用其他药物

一些药物可能干扰或拮抗化疗的疗效，在你开始用药之前，将所用药物列出交给主治医生。内容包括：药品名称、所用剂量、用药理由和用药频率。

要向医生说明全部药物，包括维生素、缓泻药、抗过敏药、助消化药、阿司匹林、布洛芬或其他镇痛药以及其他矿物药和中草药。医生会告诉你在化疗开始后是否需要停止服用这些药物。在化疗开始后，服用任何新药或停用正在服用的药物都应征得医生的同意。

20.2.6　怎样才能知道化疗是否有效

在治疗过程中，医生将用多种方法了解化疗是否有效，包括临床物理检查、超声检查、X线检查和血液化验检查等。

通过这些检查可以观察肿瘤的变化，但副反应并不能说明疗效。有时人们会认为，如果不出现副反应，就代表药物没起作用；而出现了副反应就代表疗效好。但是，是否出现副反应以及副反应的程度，人与人之间和药与药之间存在很大差异，副反应并不是化疗是否有效的标志。

20.3　副反应如何处理

20.3.1　为什么会出现副反应

由于癌细胞的生长和分裂远快于正常细胞，而许多抗癌药物就是杀灭生长期的细胞。但是，人体内有些正常细胞也分裂较快，所以抗癌药对它们也发挥作用，这就造成这些正常细胞的损伤，从而出现了副反应。这些最常受影响的生长较快的细胞主要有骨髓的造血细胞、消化道的上皮细胞（包括口腔、食管、胃和小肠的黏膜细胞）、生殖系统（性器官，如卵巢）和生发的毛囊细胞。一些抗癌药物会对人体的重要器官造成影响，如心脏、肾脏、膀

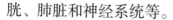

胱、肺脏和神经系统等。

你可能不出现副反应或只出现上述几项，出现副反应的种类和程度依赖于化疗的种类和用药剂量，也与你自身对药物的反应有关。在化疗开始之前，你的主治医生会向你说明你所接受的化疗最有可能出现的副反应有哪些，你还需要签署知情同意书。在签字前，你要了解治疗的药物和它的副反应。

20.3.2　副反应会持续多长时间

正常细胞通常会在化疗后恢复，所以，大部分副反应会随着化疗的结束逐渐消退，而消退的时间依赖于多种因素，包括你的总体健康状况和所接受化疗的种类。

大部分人化疗后不会遗留长期严重的副反应，然而，有些情况下，化疗可能造成某些器官永久性的损伤或改变，这些器官包括心脏、肺脏、神经系统、肾脏、生殖系统以及其他器官。某些化疗还可以发生远期并发症，如第二种癌，尽管很少见，但仍有发生可能，可能在化疗结束数年乃至更长时间之后才出现。你可向医生询问你所选择的化疗发生任何严重、长期副反应的概率是多少，但要记住，需要与目前你所面临的癌症威胁做出权衡。

目前，在预防和治疗化疗引起的常见和严重少见副反应方面已经有了很大的进步。许多新的药物和治疗方法对杀伤癌细胞更有效而对人体正常细胞损伤更小。化疗所引起的副反应是令人不愉快的，但必须衡量治疗对癌症的杀伤作用。药物可以帮助预防某些副反应，如恶心。有时由于长时间的治疗和出现的副反应，使一些人对化疗失去信心，这时候应与医生讨论，医生会帮你分析，并提出应对或减轻副反应的建议。

20.3.3 如何处理化疗常见副反应

（1）疲劳：疲劳是癌症患者最常见的症状，表现为感觉劳累、乏力。导致疲劳的确切原因还不清楚，可能与所患疾病、化疗、放疗、手术、血细胞减少、睡眠不足、疼痛、紧张、食欲不振及其他因素都有关。

　　癌症引起的疲劳与日常生活中的疲劳不同，化疗引起的疲劳表现突然。癌症患者形容这种疲劳为完全没有力气，常用筋疲力尽、精力衰竭和劳累至极等来描述。休息并不一定能够缓解这种疲劳。并不是每个人都经历这种疲劳，你也可能并不感到任何疲劳，或者你的疲劳并不像其他人那样持续那么长时间。疲劳可以持续几天、几周甚至几个月，但是严重的疲劳随着癌症经治疗控制后也逐渐消失。下面是控制疲劳的几点建议：

　　1）计划一天的时间，使你有充足的时间休息。

　　2）每次只是短时间休息或仅打个盹，而不是一次长时间的休息。

　　3）试着做一些你平时喜爱的短时且容易的活动。

　　4）有可能的话，做一些短距离的散步或活动量小的体育锻炼。

　　5）尽量吃好并补充足够的水分，可以少

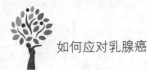

量多餐。

6）参加癌症团体，与其他病友交流感觉，有助于减轻疲劳带来的思想压力，并可以学习其他人处理疲劳的经验。

7）限制咖啡和饮酒。

8）请别人为你做一些你日常做的事情。

9）把你每一天的感觉记录下来，将帮助你计划每天的活动。

10）对于你的感觉变化及时向医生汇报。

（2）恶心和呕吐：许多人对化疗可能带来的恶心和呕吐非常恐惧，但是，新的药物所造成的这些副反应远比以前少见，反应程度也轻得多。一些有效的止吐剂或抗恶心药物能够预防或减轻大多数患者的恶心和呕吐。不同的药物作用于不同的人，你可能需要一种以上的药物才能缓解，要有信心，不要放弃，和医生一起寻找对你作用最好的药物。如果你非常恶心或者呕吐 1~2 天都止不住，或者呕吐得水都难以下咽，应该与医生联系。下面是控制恶心和呕吐的几点建议：

1）频繁少量饮水，但在进餐前后 1 小时之内尽量不要饮水。

2）无论是进餐还是饮水速度都要慢。

3）每天少量多餐。

4）"细嚼慢咽"，易于消化。

5）如果恶心发生在清晨，在起床前试着吃一些干的食品，如面包、饼干和薯片等，但在口腔及咽喉疼痛或唾液少时不要这样做。

6）饮用冷的、清爽的、不甜的果汁，如苹果汁或葡萄汁等，也可饮不含发泡剂和咖啡因的饮料。

7）口含薄荷糖或酸味糖果，但要注意，如果口腔或咽喉疼痛者不要含酸或辣味糖果。

8）如果不喜欢烹调的味道，可预备一些冷餐食品。

9）穿着宽松的衣服。

10）若感觉恶心，缓慢深呼吸。

11）分散注意力，可以采取与朋友或家人交谈、听音乐和看电视电影等方式。

12）尽量躲避不喜欢的气味，如烹调味、

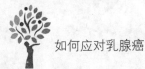

烟味或香水味等。

13）避免甜食及油炸、油腻食品。

14）进餐后休息至少2小时，但不要平卧。

15）如果在治疗时常发生恶心，在治疗前的几小时避免进食。

16）治疗前可少吃一些清淡食物。

17）设法放松自己。

（3）疼痛：化疗药物可以引起一些疼痛的副反应，药物可以损伤神经，出现烧灼样、针刺样疼痛或麻木感，多出现在手指和脚趾。另一些药物还可引起口腔疼痛、头痛、肌肉痛和胃痛。

并不是每一位癌症患者或每一位接受化疗的人都经历疼痛。如果出现，经过医生的处理，多数可以减轻或缓解。首先要向医生描述你的疼痛，并且尽量详细，包括：什么部位痛；疼痛的性质，如刺痛、钝痛、有规律的跳痛和持续性痛等；疼痛持续多长时间；哪种情况疼痛减轻，哪种情况疼痛加重；你用了什么镇痛剂，效果如何。

应用疼痛衡量尺来描述你感觉疼痛的程度，试着将疼痛的感觉分为十级，全无疼痛为0级，疼痛越厉害分级越高，10级代表最痛。控制疼痛的目标之一是预防疼痛，之二是治疗不能预防的疼痛。

1）如果疼痛持续存在或为慢性疼痛，应该定时规律服药。

2）不要随意停药，如果等待疼痛出现后再用药将很难控制。

3）在应用镇痛剂的同时，试着应用放松练习，这样有助于缓解紧张、减轻焦虑及控制疼痛。

4）如果你患有慢性或持续性疼痛，而且平时用药物能够控制，但还会有短时疼痛，多见于中度以上的疼痛。这种情况应由医生开具短效镇痛剂，不要等到疼痛进一步加重。如果不及时处理，疼痛将很难控制。

有多种不同的药物和方法控制癌症疼痛，医生会把你的疼痛控制在最低程度。

（4）脱发：脱发是化疗常见副反应，但

不是每种化疗药均会引起脱发。化疗引起的脱发可以是部分脱发，也可以是完全脱发。毛发脱落可以发生在身体的各个部位，包括头、脸、上下肢、腋窝及躯干。化疗结束后会长出新的毛发，有些人甚至在化疗过程中就会开始长新发，新发的颜色和发质都可能不一样。

化疗期间为保护头发应注意：

1）应用中性洗发液。

2）应用软质发刷。

3）吹风机不要温度太高。

4）剪成短发，短发看起来显得多一些，掉的头发也好处理一些。

5）用防晒霜、帽子、头套等保护头皮，避免太阳直晒。

6）不用滚轴刷整理头发。

7）不要染发、烫发，松解你的头发。

有些人已经脱掉大部或全部头发，可以佩戴头巾、帽子、假发，也可什么都不戴，或者根据在家里还是在公众场合选择戴或不戴，只要自己喜欢、自己感觉舒服，没有什么对与错。

但要注意要在脱发之前选好假发，可以与自己头发的式样和颜色相匹配。

有时毛发脱失确实让人难以接受，感觉沮丧或压抑，但要看到，脱发是暂时的，与病友聊聊自己的感受有助于减轻这种压力。

（5）贫血：化疗还能降低骨髓生产红细胞的能力，红细胞携带氧气到达全身，如果红细胞太少，身体就会缺氧，这种情况即为贫血。贫血会使你感觉气短、虚弱和疲劳，以下情况应看医生：

1）疲劳（感觉非常虚弱）。

2）头昏。

3）气短（感觉气不够用）。

4）感觉心跳剧烈或很快。

简单的血细胞计数检查就可确诊是否贫血。如果红细胞太低，化疗可能延迟，甚至需要输血或应用其他升血药物。如果确诊贫血需注意：

1）充分休息，夜间充足睡眠。

2）限制活动，只做那些必须和最重要的

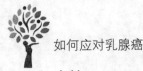

事情。

3）请家人和朋友帮助做些家务和外出的工作。

4）均衡膳食。

5）坐下再起来时要缓慢。卧位时，先坐起来再站起来，这样有助于预防头晕。

（6）中枢神经系统的问题：化疗能够影响你的部分中枢神经系统（脑）的功能，导致疲倦、思维混乱和情绪低落。当化疗药物减量或化疗结束后，这种感觉会消失。出现这种情况时也应向医生说明。

（7）感染：化疗可使你更容易发生感染，这是由于大部分抗癌药都会影响骨髓造血，尤其是使白细胞的数量明显下降，而白细胞是人体抵抗感染的主要力量。化疗期间，医生会经常检查你的白细胞，现在有使白细胞迅速恢复的药物，也可缩短白细胞低水平的时间。这些药物被称作集落刺激因子（CSF），能够降低严重感染的发生危险。

许多感染是由你的皮肤、口腔、肠道和生

殖道等部位正常存在的细菌引起，有时也查不清楚感染的原因，尽管你已经非常注意，但仍然可能发生感染。以下情况可能有助于减少发生感染的机会：

1）经常洗手，尤其是饭前、便后及接触动物之后。

2）便后清洗会阴部，有痔疮时更应小心。

3）远离你可能接触的病人，如感冒、麻疹、水痘等。

4）避免到人多的地方去，如影院、商店的高峰期。

5）远离最近接种过活病毒疫苗的小孩，如水痘和麻痹糖丸等，因为白细胞低下的人容易受到这些本来对正常人无害的病毒的侵袭。

6）不要撕拽指（趾）甲旁的"倒刺"。

7）用剪刀、针头或刀子干活时注意不要割（划）伤。

8）剃胡须时用电动剃须刀而不用刀片，以防划伤皮肤。

9）保持口腔清洁。

10）不要挤捏或搔抓皮肤上的疹子。

11）每天洗一个温水澡，或是海绵擦身浴，轻轻擦干皮肤。

12）如果皮肤干燥或出现裂纹，可用护肤液或护肤油护理。

13）如果皮肤出现小的割伤或划伤，每天用温水、肥皂清洗，然后涂抗菌药物，直至愈合。

14）不要接触小动物的废物箱、鸟笼和鱼缸。

15）在做清洁和园艺工作时穿戴防护手套。

16）化疗期间，未经医生允许不要做任何免疫接种，包括流感疫苗和肺炎疫苗。

17）不要食用生鱼、生虾、生肉和生蛋。

当出现下列情况时，请及时与医生联系，尤其是在白细胞很低的时段。出现发热时，告知医生之前不要随意服用阿司匹林等退烧药。

1）体温超过 38℃。

2）寒战。

3）出汗。

4）腹胀。

5）频繁泌尿系统感染或排尿时烧灼感。

6）严重咳嗽或咽喉痛。

7）阴道异常排液或阴部瘙痒。

8）出现红、肿、疼痛，尤其是在伤口、咽喉、造口、丘疹、会阴部及植入导管部位的周围。

9）鼻窦区疼痛或压力高。

10）耳痛、头痛或颈部僵硬。

11）嘴唇或皮肤水泡。

12）口腔疼痛。

（8）凝血问题：抗癌药还能影响骨髓生产血小板的能力，血小板是人体止血的主要力量，如果体内没有足够的血小板，你可能比平时更容易出血或皮肤青紫，甚至在没有任何损伤的情况下就可发生。下列情况应引起注意：

1）皮肤出现意想不到的青肿。

2）皮下出现小的红点。

3）刷牙易出血、鼻子易出血。

4）尿的颜色发红或呈粉红色。

5）黑便或血便。

6）阴道新鲜出血或出血持续时间较平时

月经期长。

7）头痛或视觉改变。

8）一侧上肢或下肢感觉较对侧热。

化疗期间医生会经常检查你的血小板数量，如果你的血小板下降太多，可以单纯输注血小板，也有升血小板的药物，被称作集落刺激因子。

在血小板较低的情况下，应该注意：

1）在服用任何药物之前，应与医生商量，包括维生素、中草药和可能含有阿司匹林的药物，因为阿司匹林影响血小板的功能。

2）少饮酒。

3）用非常软的牙刷刷牙。

4）擤鼻子要轻柔。

5）应用剪刀、针头、刀子或其他工具时要格外小心，防止划伤。

6）在熨烫衣物和烹调时小心烫伤。

7）避免可能造成损伤的运动和活动。

8）是否需要暂停性生活需请教医生。

9）剃胡须用电动剃须刀而不用刀片。

（9）口腔、牙龈和咽喉问题：化疗期间良好的口腔护理十分重要。一些抗癌药物可以引起口腔和咽喉部的疼痛，称为口腔黏膜炎或咽喉炎。抗癌药物可以使口腔咽喉部的黏膜干燥、发红或出血，而化疗可以使进食不好的患者更容易出现这种情况。

除了疼痛之外，口腔黏膜炎还可引发存在于口腔内的正常细菌感染。因此，应设法预防感染，因为化疗期间的感染不好控制，甚至导致严重后果。下列措施有助于预防口腔咽喉部感染：

1）化疗开始前先看牙医，对一些疾病预先处理，包括牙齿空洞、牙龈疾病等，向牙医咨询化疗期间如何更好地刷牙和剔牙。由于化疗期间更易造成牙齿空洞，牙医可能建议每天用含氟的漱口液，这样有利于防止龋齿。

2）每次进食后要刷牙漱口，用软质牙刷并轻轻刷牙，用力刷会损伤口腔内的软组织。如果牙龈已经相当敏感，牙医可能推荐适合的牙刷和牙膏。饭后和睡前用温盐水漱口。

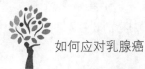

3）每次刷完牙之后，洗净牙刷并放于干燥之处。

4）不选用含酒精的漱口液，可选用温和的或医用漱口剂，如小苏打（发酵苏打）漱口液，对口腔不产生刺激。

如果已经发生口腔黏膜炎，向医生汇报，可能需要治疗。如果很疼或不能进食，可采取以下措施：

1）问医生有无直接应用的药物。

2）吃凉的或相当于室温的食物，忌热，因为热的食品可以刺激敏感的口腔和咽喉。

3）吃软而滑润的食物，如冰淇淋、牛奶冰淇淋、婴儿食品、土豆泥、粥、汤、蛋羹等，水果也吃软的，如香蕉、苹果酱等。

4）避免刺激性的和酸性的食物和果汁，如西红柿和柑橘属水果（橙子、葡萄和柠檬），辛辣和咸的食品以及粗糙食品亦应避免。

对于口腔干燥可采取以下措施：

1）多饮水。

2）含呡冰屑、冰棍、无糖糖果和无糖口

香糖。

3）进食软的精制食品。

4）避免干燥食品。

5）嘴唇干燥可涂唇膏或凡士林油膏。

6）身边常备水杯随时饮用。

（10）腹泻：当化疗影响小肠黏膜时会引起腹泻。如果腹泻持续 24 小时以上或伴有疼痛和痉挛，应通知医生。如果腹泻持续存在，可能需要输液以补充水和营养的丢失。未经医生同意，不可随意应用止泻剂。以下措施有助于控制腹泻：

1）多饮水，可以帮助补充水分丢失。纯净水、清汤和运动饮料都不错。如果这些饮料使你更渴或恶心，试用水稀释后再喝。饮水和饮料时速度要慢，而且温度以室温为宜。含碳酸型饮料要等气泡消失后再饮。

2）少量多餐。

3）由于腹泻会引起体内钾离子的丢失，所以在这期间应多食富含钾离子的食物，如香蕉、土豆、橙汁、桃汁和杏汁等。

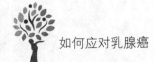

4）为了有助于消化，让肠道休息，可选无渣流质饮食。但由于流质饮食不能提供足够的营养，只能短时间应用，最好不超过3~5天。

5）进食低纤维素的食物，如面条、熟的净菜、鸡肉和鱼肉等；避免高纤维素饮食，包括粗粮、生菜、整豆和干果等。

6）饮用水温度既不能太高，也不能太低。

7）避免咖啡、茶、酒和甜食，油炸和香料太多的食品也应避免，因其本身刺激性强，易出现腹泻和肠痉挛。

8）不要喝牛奶及其他奶制品，包括冰淇淋。

（11）便秘：一些抗癌药和止疼药能够引起便秘，如果活动少或饮食中水分和纤维素不足也会引起便秘。如果超过2天不排便，应征求医生意见是否应用通便药物，但切记不可随便服用，尤其在白细胞或血小板较低的时候。以下是预防便秘的措施：

1）多饮水有助于松软大便。如果口腔和咽喉不疼，可试试较热的流食，包括热水。

2）请教医生是否可以多吃一些富含纤维

素的食物。

3）每天适当锻炼。

（12）神经肌肉副反应：有时一些抗癌药对人体的神经产生影响，最常见的是末梢神经炎，表现为手和／或足部刺痛、烧灼感、感觉减弱和麻木等。另一些药物还可影响肌肉，使其力量减弱、疲劳或疼痛。

多数情况下这些神经肌肉副反应并不严重，但有些则症状严重需要处理。化疗结束后，症状会逐渐减轻，但有些持续时间较长，甚至达1年以上。神经和肌肉副反应包括：

1）刺痛。

2）烧灼感。

3）手足感觉减弱和麻木。

4）走路时疼痛。

5）肌肉疲劳、疼痛，肌力减弱。

6）走路失平衡。

7）手脚不灵活，行走问题。

8）拾物困难、系衣服扣困难。

9）手脚抖。

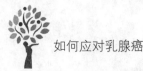

10）下颌部疼痛。

11）听力减弱。

12）胃痛。

13）便秘。

如果出现神经肌肉问题，应注意：

1）如果你的手指麻木，在抓锋利的、热的及其他危险物品时要格外小心。

2）如果你的平衡感或肌肉的力量受到影响，行动时要小心跌倒，上下楼梯要抓住扶手，洗澡时要用防滑垫。

3）穿橡胶底的鞋。

4）疼痛时看医生应用镇痛药。

（13）肝、肺、心损伤：部分化疗药物可以造成肝脏损伤，轻者表现为转氨酶升高，重者表现黄疸及肝区疼痛。老年女性或既往曾患肝炎的患者化疗会增加肝脏损伤的危险，应特别注意。化疗造成的肝损害多是暂时的，一般停药后几周可恢复。化疗期间除了常规应用保肝药物之外，还应定期检查肝功能，指标超过一定界限时应及时停药或延缓用药。

　　少数几种化疗药物还容易引起肺损伤，特别是与胸部放疗联合应用时，这种危险更大。肺损伤后可致气短、干咳，甚至发热，停止化疗后肺功能仍可恢复。

　　心脏损伤也是某些化疗药物的副反应，表现为气短、头晕、干咳、心跳不规律、踝部水肿等。胸部曾接受放疗、原本存在心脏疾患和未能很好控制高血压都是心脏损伤高危因素。

　　（14）皮肤和指（趾）甲副反应：化疗时对皮肤的影响可能很小，如皮肤发红、皮疹、瘙痒、脱屑、干燥、痤疮和对太阳光敏感等。某些抗癌药经静脉输注时，可以引起静脉周围颜色加深，尤其是原本皮肤就较黑的患者更容易出现。治疗结束后几个月，这些加深的颜色会消退。

　　化疗时的指（趾）甲也会变黑、变黄、变脆，也可能出现竖线或斑纹。

　　大多数皮肤和指（趾）甲的问题并不严重。但要注意，一些经静脉注射的药物，如果渗漏到静脉之外，可能造成严重而持久的组织损伤。

在注药过程中，如果感觉局部有烧灼感或疼痛，要立即告知医生和护士，尽管这些症状不一定会有问题，但应引起高度重视。下面可能是发生了过敏反应而需要立即处理的症状：

1）突然发生的或严重的瘙痒。

2）皮肤突然出现皮疹或荨麻疹。

3）憋气或呼吸困难。

那么如何应对皮肤和指（趾）甲的问题呢?

粉刺：

1）保持面部清洁干燥。

2）咨询医生或护士选用适宜的洗面乳或肥皂。

瘙痒和干燥：

1）避免干燥，快速洗浴或海绵擦浴，避免长时间的热水浴，应用保湿香皂。

2)在皮肤湿润时应用保湿乳或保湿洗剂。

3）避免应用香水或含酒精的洗剂。

4）全身瘙痒用抗过敏剂。

指（趾）甲问题：

1）做家务时戴手套以保护指（趾）甲。

2）指（趾）甲周围的皮肤出现红肿疼痛等变化时通知医生。

日光敏感：

1）尽量避免太阳光直射，尤其在上午10时至下午4时之间。

2）应用含日光保护因子的防晒霜保护皮肤。

3）应用含日光保护因子的唇膏。

4）穿着长袖棉质衬衫、长裤和宽檐帽子。

5）即使较深颜色皮肤的人化疗时也需要保护皮肤免受日光直射。

（15）皮肤放疗反应：一些完成放疗的人在做化疗时会出现"皮肤放疗回忆"，即在化疗期间或结束后不久，原来接受放疗的区域变红，出现由浅至深的影像，皮肤会出现水泡和脱皮。这种反应可能持续几小时甚至几天。将这种反应告诉医生或护士。以下措施有助于减轻瘙痒和灼痛：

1）在受累区域冷敷、湿敷。

2）穿柔软、无刺激的纤维织物，保乳手

术后放疗的病人，戴棉质胸罩更舒适。

（16）肾和膀胱的副反应：一些抗癌药物会刺激膀胱，引起膀胱或肾脏暂时性或永久性损伤。如果你应用这类药物，医生可能要求你收集 24 小时尿液检查，化疗前还要化验血以检查肾功能。一些药物会引起尿液颜色改变，如橙色、红色、绿色或黄色，还可出现很强的或药物样的气味，持续 24~72 小时。

大量饮水使尿液增多有助于预防这些问题，果汁、软饮料、冰棍、冰淇淋和清汤等均可作为液体补充。下列情况需要与医生联系：

1）排尿时疼痛或烧灼感。

2）尿频（频繁上厕所）。

3）不能排尿。

4）尿急（必须马上排尿的感觉）。

5）尿颜色发红或血性尿。

6）发热。

7）发冷、寒战。

（17）流感样症状：化疗后几小时到几天内，有些人会有类似流感的感觉和流感的症状，如肌肉关节痛、头疼、疲乏、恶心、低烧、发冷和食欲不振，可能持续1~3天。感染或癌症本身也能引起这些症状。

（18）水潴留：化疗时可能会出现水潴留，可能是由于化疗使体内激素发生变化、药物本身或癌症本身所引起。如果你的脸、手、脚或腹部出现肿胀或水肿，要告知医生或护士。你需要低盐饮食，如果情况比较严重，医生会开具利尿剂以排出多余的水分。

（19）对性器官的影响：化疗可能对性器官造成影响，包括男性的睾丸和女性的阴道和卵巢。是否出现这一副反应取决于所用药物的种类、病人的年龄和总体健康状况。

男性：化疗可能导致生精细胞减少和精子活动能力减弱。这些改变可致暂时或永久性不育，不育是指对男性生育能力的影响，而不代表失去性交能力。这些药物的其他影响还可能包括阴茎的勃起功能和染色体损伤，后者可以导致婴儿的缺陷。

1）如果有生育要求，化疗开始前向医生

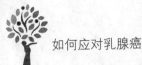

了解精子库的情况，可冷冻一些精子备用。

2）化疗期间要避孕。

3）在末次化疗结束后的 48 小时，如果性交要戴避孕套。

女性：

1）对卵巢的影响：抗癌药会影响卵巢功能，导致性激素分泌减少。一些女性出现月经紊乱或完全停经。相关的副反应可能是暂时的也可以是永久的。

● 不孕：卵巢受损可以导致不孕，这种情况可以是暂时的，也可以是永久性的。是否会出现抑或会持续多久，取决于多种因素，包括药物种类、用药剂量以及病人的年龄。

● 闭经：病人年龄和用药种类及剂量将决定化疗时是否会出现闭经。化疗还会引起绝经期症状，如潮热和阴道干燥等。这些改变会使性交不舒服，并使女性的膀胱和阴道易于感染。任何感染都必须立即治疗。闭经可以是暂时的，也可造成永久性闭经。

2）潮热的处理：

- 注意增减衣服。

- 不饮含咖啡因和酒精的饮料。

- 适当锻炼。

- 静养或其他放松练习。

3）缓解阴道症状和预防感染：

- 性交时应用水剂或含有矿物油的润滑剂。

- 应用阴道胶以缓解阴道干燥。

- 不要使用凡士林，因其不容易排出并增加感染的危险。

- 穿棉质内衣和内衬透气棉质衬里的短裤。

- 不穿紧身衣裤。

- 应用阴道乳或阴道栓降低感染机会。

- 如果性交痛持续存在，咨询医生是否可用阴道扩张器。

4）怀孕：虽然化疗期间可以怀孕，但仍不推荐，因为一些抗癌药物可致婴儿缺陷。医生建议生育期的女性，从青春期到绝经期，化疗期间均应采取方法避孕，如避孕套、杀精子

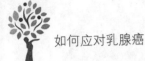

剂、子宫帽。但避孕药法可能不适用于乳腺癌患者。如果癌症诊断后出现怀孕，尽可能延迟化疗至婴儿出生；对于需要尽快化疗者，化疗对胎儿可能的影响还需要进一步研究。有报道怀孕 3 个月后化疗对婴儿未见影响。

5）性感觉异常：化疗期间每个人的性感觉和态度各异。一些人感觉与伴侣比以往更亲近，对性活动的要求更强烈；另一些人在性欲望和性活动的水平变化不大或没有变化；还有一些人由于癌症和化疗带来的身体和心理的压力，造成性欲低下。这些压力可能包括：

- 担心形体变化。
- 对健康、家庭或医疗消费的忧虑。
- 治疗副反应，包括疲劳和激素的变化。

伴侣的担心或恐惧心理也能影响性关系。一些人可能担心身体的亲近会对患癌一方有害；另一些人则害怕癌症传染或化疗药物会影响对方。夫妻双方应与医生敞开心扉，讨论有关性问题。

夫妻之间也应交流自己的感觉，并真诚讨

论有关性和癌症有关的问题。

如果在化疗前你们能够享受美妙的性生活，化疗期间仍能在身体亲近中找到快乐。但是，你可能发现，亲近的方式有所不同，拥抱、触摸和接吻可能变得更为重要，而性交可能变得次要。请记住，化疗期间也能找回你的真实感觉！不存在所谓"正确"地表现你性行为的方式，夫妻双方应该共同努力，探寻给双方都带来愉悦的性活动。

（20）对记忆和思维的影响：最近研究显示，化疗也会影响大脑的思维能力，即认知功能受损。这种影响可以持续至化疗后 10 年。这一副反应只在少数患者中出现，且常出现在接受较大剂量化疗的患者身上，主要影响注意力、记忆力、理解和逻辑推理能力。化疗影响大脑思维的确切原因还不清楚。

20.3.4　化疗期间要吃好

化疗期间吃好非常重要，所谓吃好就是平衡膳食，保证身体所需的全部营养及充足的饮

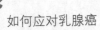

水；另外一层意思是提供足够的热量及蛋白质，重建在治疗过程中损伤的正常组织。饮食好的人可以应付化疗的副反应，同时更好地抵御感染，体力恢复也更快。

在化疗后的几天里可能感觉进食困难，可能由于心情压抑或疲劳而无食欲，也可能由于恶心、口咽部并发症等造成进食困难或进食疼痛。对个别病例，如果长时间不能进食，可能需要经静脉补充营养。

化疗期间可以少量饮酒，但由于酒精可能对某些化疗药物产生不良影响，所以具体情况需征求医生的同意。一般情况下，饮食中可以提供足够的维生素和矿物质，如果饮食欠佳，可以少量补充维生素 C 和 B，另有一些化疗药则需要特殊的维生素以减轻副反应。过多应用维生素和矿物质同样有害。

食欲不振可试用以下方法：

• 增加进餐次数，什么时候想吃就少吃一点，每天可吃 4~6 次。

• 手头备些小食品便于随时食用。

● 如果不喜欢固体食物，可选用流体或半流体食物，如饮料、果汁、汤等。

● 经常更换食谱。

● 如果可能，吃饭前先散散步，有助于产生饥饿感。

● 和朋友及家人一起进餐，自己进餐时最好打开收音机或电视，以分散注意力。

化疗期间一些人体重会增加，原因还不十分清楚，可能与进食量大有关。女性在化疗期间体重平均增加 2.6 公斤。

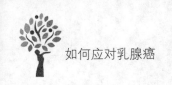

21 患乳腺癌后的性生活及生育问题

当一个人得知自己患癌症之后，首先想到的是生存。但当开始治疗及治疗之后，更多考虑的是如何使生活接近正常，也就是所谓的生活质量。性生活在日常生活中也占据重要地位。

性的感觉和欲望影响人们生活的情趣、自我形象的认知以及与其他人之间的关系。在我国，由于种种原因，医生和病人之间很少谈及癌症治疗对性生活的影响。

21.1 什么是正常性生活

每个人对性生活的态度和要求均不一样，所以很难给"正常"性生活下一定义。一些人喜欢每天都过性生活，而另一些人可能每月一次就够了。许多人可能视口交为性生活必不可少的部分，但另一些人可能从来都未尝试过。所谓"正常"是指能够使你和伴侣均带来快乐。

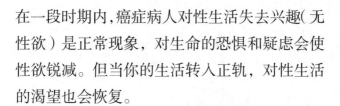

在一段时期内,癌症病人对性生活失去兴趣(无性欲)是正常现象,对生命的恐惧和疑虑会使性欲锐减。但当你的生活转入正轨,对性生活的渴望也会恢复。

性的活动可以贯穿整个人生,随着年龄的增长,各种癌症的发生机会也增加,尤其是50岁以后。在一些人的认识中,错误地认为,性生活只是年轻人的事情,老年人会失去性欲和进行性生活的能力。实际上,无论男性还是女性,能够保持性活动的能力直至生命的结束。所以,谁也不要对自己在"这把年纪"还有性的欲望而感到内疚和难为情。

由于受一些媒体宣传的影响,人们对"好的性生活"的标准产生误解,男人盼望持久的勃起,女人在每次性生活中奢望达到性高潮。如果你对自己的能力产生怀疑时,请记住,只要双方在性活动中都感到愉悦就是"好的性生活"。

性行为也是人们表达需要亲近、接触、关心和幽默浪漫的一种方式,甚至在性活动变得比较困难时，如严重疾病和人生的最后阶段，表示关心的身体表现也是分享亲近的重要方式。

21.1.1 什么是健康的性反应

无论男性还是女性的性反应都由 4 个阶段组成：欲望期、兴奋期、高潮期和恢复期。一个完整的周期必须经历这 4 个阶段。但是，每次性活动可以在任何一个阶段停止，有性的欲望之后并不一定会达到高潮。

（1）欲望期：这一阶段即对性产生兴趣，你可能只是想象，感觉被某人所吸引，或由于缺乏性活动而感到沮丧。性的欲望自从少年开始就成了正常生活的一部分。

（2）兴奋期：这一阶段感觉进一步加强，对触摸等感觉异常敏感，兴奋也可由性幻想、性视觉、性听觉及性味觉所引起。身体的反应包括：心跳和脉搏加快、血压上升、呼吸变"重"，血液被运输到生殖器部位，阴道变得湿润且深度和宽度均增加。会阴部的皮肤颜色加深。男性在此阶段出现阴茎勃起。

（3）高潮期：在此阶段，无论男性还是女性，神经系统在生殖器部位产生强烈的快感。围绕生殖器的肌肉有节律的收缩，将快感一波一波传遍全身。多数学者并不认为高潮期女性会释放液体。男性则表现为射精。

（4）恢复期：身体在这一阶段由兴奋状态逐渐恢复至平静。心跳和呼吸减慢，血液流出生殖器区域，精神兴奋平息。

恢复期在高潮期过后几分钟内开始，如果兴奋期后未达高潮期，恢复期同样会开始，但会很慢。这种情况尽管可能感觉沮丧，但不会对身体造成伤害。部分男性和女性在生殖器区域的多余血液流出之前可能会感觉轻微疼痛。

男性存在"不应期"，即一次高潮过后不可能马上再次产生性兴奋，不应期的时间随着年龄的增加而延长，一个70岁的男性可能需要等待几天时间才可能开始下一次性活动。女性则没有不应期，可以连续出现多个性高潮。

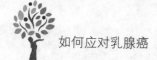

21.1.2　引起女性性欲望和性反应的因素

许多人认为，卵巢所产生的女性性激素（荷尔蒙）——雌激素和孕激素，是引起性欲的根源，这种观点并不正确。

许多女性害怕在绝经以后，由于卵巢停止分泌性激素，她们的性欲也会消失。实际上，这些激素减少后并未减弱女性的性欲。

帮助女性产生性欲的性激素是雄激素（男性荷尔蒙）。雄激素是睾丸所产生的一种男性荷尔蒙。在女性，大约一半的雄激素是由位于腰部肾脏上方的肾上腺产生。

卵巢生产另外一半雄激素，当女性自然绝经后，肾上腺仍在继续生产雄激素，女性只需很少量的雄激素来维持性欲所需要的正常水平。多数女性有足够的雄激素，包括到绝经期以后。

大多数女性即使体内正在经历性激素水平的变化仍然具有正常的性要求。例如，在月经期、怀孕期、绝经期和服用避孕药均未发现性要求的显著不同。

21.1.3 雌激素的作用

雌激素影响女性的性生活是通过保持阴道湿润和使阴道延长。未产生性兴奋时，阴道是一个瘪陷的缝隙，而不是想象的管道。在出现性兴奋之后，阴道变长变宽，阴道内膜的细胞会分泌小的"汗滴"以使阴道润滑。阴道的这些变化全是雌激素的功劳，如果一个女性的雌激素水平下降，如绝经期后，她的阴道肿胀和润滑的过程会很慢。没有雌激素，阴道内膜变薄，阴道壁也失去延长的能力。即使她感觉已经非常兴奋，阴道可能仍然紧而干涩，这种状况被称为"阴道萎缩"。

21.1.4 女性性高潮的正常形式

当女性出现性兴奋时，神经系统将愉悦的信息送达大脑。当信号非常强烈时，激发高潮反射。在高潮期，环绕阴道的肌肉有节律的收缩，肌肉张力的突然释放使愉悦波遍布会阴区，

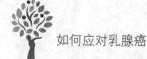

有时可以传遍全身。兴奋过后感觉无限放松从而获得满足。

一些女性能够获得多次高潮，一波接一波；另一些人可能在一次性交中只获得一次高潮；还有部分人在性交中未能获得高潮。但所有这些形式都是正常的，女性的性高潮在每次性生活可能都不一样。她可能出现一次非常强烈的性高潮后希望一夜再无性生活；而在另一天，她可能会出现3或4次性高潮。

21.1.5 性高潮如何获得

性高潮是一种自然反射。然而，多数女性需要学习一些经验来激发它。在性交中获得性高潮常常比对阴道外部的刺激更难些。大约有1/3的女性在性交时如果不对阴道外部区域触摸刺激就不会获得高潮。并非性交产生的性高潮就"好于"其他方式引起的性高潮，而且，同步高潮，即男女同时达到高潮的情形也不是每个人都能达到的目标。

有多种性兴奋的方式可以激发性高潮，每

个女性都可以不同。只有很少数女性单纯通过性幻想或触摸乳房就能达到性高潮；也有在睡眠时的梦境中经历性高潮；但大多数女性需要对生殖器的爱抚才能出现性高潮。

女性生殖器对触摸最敏感的部位是阴蒂和小阴唇，许多女性通过抚摸阴蒂可以很容易达到高潮。阴蒂也和男性阴茎一样分为头和体，其功能是在被触摸时将愉悦的信号传至大脑。阴蒂头非常敏感以致于较为快速和强烈的触碰会感到疼痛，为避免疼痛发生可用一种胶或改为直接触摸阴蒂头周围的区域。

对生殖器周围组织，包括大阴唇和肛门周围区域的触摸也可给女性带来快感。每位女性的敏感区域也存在不同。

阴道口处具有丰富的神经末梢，对轻抚的敏感性远胜过阴道深处。对许多女性，阴道前壁比后壁更敏感，一些性治疗专家推荐，对阴道前壁 10cm 深度以内的触摸可以帮助女性在性生活中达到高潮。

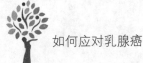

21.1.6 癌症治疗过程中及治疗后保持性健康的关键

如果在癌症治疗过程中及治疗后仍想保持性健康，应该注意以下几点：

（1）了解所患癌症的治疗对性生活可能产生影响的全部信息。

（2）应该清醒地认识到，无论你将采用何种治疗手段，经爱抚获得愉悦的能力不会改变。除脑部和脊髓的肿瘤之外，很少有治疗会损伤由触摸获得愉悦和高潮的感觉神经和肌肉。如果女性的阴道紧缩疼痛或干涩，可以通过触摸乳房和外生殖器获得高潮。尽管性活动的某些方式发生改变，但还是能够获得愉悦感。

（3）试着享受其他感觉性愉悦的方式。一些夫妇有一种"狭义"的正常性生活的概念，即只要男方的阴茎插入女方的阴道，就应该使双方达到性高潮。而实际上对于接受治疗的癌症病人，在一段时间内不可能有这种意义的性生活。在这种情况下，你需要学习另外的获得性愉悦的方式。你和伴侣之间应该互相帮助，通过触摸和爱抚来达到性高潮。有时，单纯拥抱就能获得满足。还可以通过自我抚摸继续获得愉悦，不要拒绝能够激发自我感觉的任何方式。

（4）努力与伴侣和医生之间进行关于性问题的交流。性健康最大的敌人莫过于沉默，如果你太难为情以致不敢询问医生是否还应该有性生活，那么你永远都不会解脱。与医生探讨性问题，与伴侣交流性体验，或许，你的伴侣还在害怕性生活会给你带来伤害呢。

互相之间充分的交流也是癌症患者改变日常性生活模式的关键。如果你感到体弱或疲劳，告诉伴侣在性活动中更主动些；如果你身体的某一部位疼痛或不适，引导伴侣抚摸能够产生愉悦的其他区域。

21.2 癌症治疗对女性性欲望和性反应的影响

21.2.1 缺乏性欲

无论男性还是女性，在癌症治疗的过程中，至少在一段时期内对性生活缺乏兴趣。

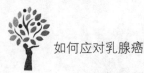

首先，对生命的关注远胜过对性的需求，这是非常正常的。很少有人在生命受到威胁时还对性感兴趣。治疗时担心和压抑、恶心或疼痛都会导致性欲缺乏。癌症治疗时，可能扰乱体内性激素的平衡，也会使性欲减低。如果双方出现隔阂，伴侣一方或双方就可能失去兴趣。任何影响女性感觉兴奋的情绪或思维都会干扰性欲；心绪烦乱使男性不能勃起，女性则阴道紧而干涩，导致性交疼痛。另外，许多癌症病人担心对方会由于她身体的变化及癌症的恐惧而没有兴趣。

21.2.2 性交疼痛

性交疼痛是女性患者最常见的问题，常与阴道大小或滑润度的变化有关。而这些变化常发生于盆腔手术、放射治疗和影响女性性激素的治疗后。

有时疼痛是由阴道痉挛引起。如果发生阴道痉挛，阴道口周围的肌肉紧张，阴茎不能进入。如果男方用力，女方就愈加疼痛。阴道痉

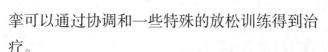

挛可以通过协调和一些特殊的放松训练得到治疗。

21.2.3　提前绝经

癌症治疗影响女性性生活的另一种常见情况是提前绝经，其症状比自然绝经更严重。当治疗时切除双侧卵巢或化疗及盆腔放疗时损伤卵巢，由于体内雌激素水平的下降，可以激发潮热和阴道萎缩，使阴道变得紧而干燥。

提前绝经的女性有时雄激素水平也较低，使性欲和性乐的程度均降低。

21.2.4　化疗对性器官的影响

许多化疗药物都会损伤卵巢，减少性激素的分泌。这种损伤可以是短暂的，也可以是永久性的，而且确实会影响女性的生育能力，但要记住，即使月经周期已经中断，仍有可能怀孕。如果不希望怀孕，应时刻注意避孕。

接受化疗的女性常常出现更年期症状，这些症状包括：潮热、性交时阴道干涩及紧缩、月经不规律及停经。由于阴道内膜变薄，性交后常出现少许出血。

某些化疗药物影响全身的黏膜组织，也包括阴道黏膜。这些部位的霉菌感染在化疗期间常见，尤其是应用激素或大剂量抗生素预防细菌感染时。

霉菌是阴道内的正常菌群，但如果生长过多，会出现阴道内瘙痒及白色的排液，有时呈豆腐渣样。霉菌感染使阴道内膜发炎，性交时有烧灼感。

既往患生殖器疱疹或尖锐湿疣的女性，化疗时可能会复发。由于化疗使身体的免疫力减弱，任何感染都可能成为大问题。为了减少霉菌感染，不要穿牛仔裤、尼龙裤和紧身便裤，而要穿着宽松的棉质裤子使阴道透气，也可应用药膏或栓剂于阴道以减少阴道内霉菌和其他微生物的生长。

21.2.5 化疗对性欲的影响

接受化疗的女性，其性欲常常不及平常。

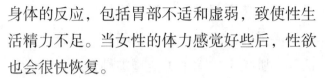

身体的反应，包括胃部不适和虚弱，致使性生活精力不足。当女性的体力感觉好些后，性欲也会很快恢复。

接受化疗的女性可能会感觉缺乏吸引力，脱发、体重下降以及有时持续几周或几个月的静脉化疗插管可能会影响自身的性形象。

21.2.6 激素治疗对性生活的影响

激素是治疗乳腺癌和子宫内膜癌的常用药物，这些癌细胞常常对雌激素敏感。激素疗法的目的是耗尽这些肿瘤生长所需要的激素，如三苯氧胺可以阻止癌细胞利用雌激素。

少数女性出于治疗的需要切除了双侧卵巢，或通过放疗使卵巢失去功能。这些治疗都可能使患者出现更年期症状，包括潮热、月经紊乱或停经和阴道干涩。

尽管存在这样那样的问题，这些女性仍有能力感觉性欲并达到性高潮。性生活不会增加雌激素水平，也不会影响治疗。三苯氧胺除可以阻止雌激素营养乳腺癌细胞之外，在身体的其他部位还有弱雌激素样作用，实际上，这有助于阴道的润滑以及提前绝经相关的骨密度减低和心脏疾患。除了可能增加潮热之外，三苯氧胺似乎少有性活动相关的副反应。

当其他激素治疗无效时，对于乳腺癌还可能应用大剂量雄激素治疗。这种雄激素治疗能够提高女性性欲，同时大剂量雄激素还会使其嗓音变粗、生长粉刺及重髯等。若应用时间长，阴蒂也可能略微变大。应用雄激素治疗的女性不会出现男性棱角分明的体格。

应用雄激素治疗癌症应权衡利弊，正如前述，极低剂量的雄激素可以改善提前绝经产生的症状，提高性欲，而不增加其他副反应。

21.2.7 乳腺癌局部治疗对性活动的影响

由于乳腺癌是女性最常见的恶性肿瘤，与乳房切除有关的性问题也最为突出。失去一个乳房，偶尔由于双侧乳腺癌还会失去两个乳房。

对女性性生活最常见的影响是失去乳房损害女性自身性吸引力的感觉，使其缺乏自信。

因为在我们的文化里，视乳房为美丽和母性的基本要素。如果丢掉乳房，会使女性感到不安，担心伴侣是否还会接受她，以及是否还能激起性愉悦。

对许多女性而言，乳房和乳头也是产生性愉悦的源头，抚摸乳房是性生活前的重要过程，少数人单纯靠对乳房的爱抚就能达到性高潮，其他人刺激乳房可以增加性兴奋。

乳腺癌的局部治疗可以影响由乳房爱抚带来的性愉悦。全乳房切除之后，部分女性抚摸已愈合的瘢痕附近区域也可带来快感；另一些人则不喜欢触摸这一区域，甚至连对另一乳房和乳头的爱抚也反感。

一些全乳房切除的女性在性活动中感到不自然，尤其是女性在上方时，因为这种体位乳房缺失部位更明显。

少数女性全乳房切除后胸部和肩部感觉慢性疼痛，性交时在这些部位垫以薄枕可能有益。另外，为避免不适，不要压迫患侧胸部和上肢。

如果外科手术是局部切除，即保乳手术，

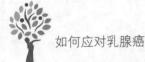
手术之后需要放疗，乳房上遗留手术瘢痕，乳房的形状和大小也会发生变化。放疗期间，皮肤发红肿胀，更敏感脆弱，但乳房和乳头的感觉仍然正常。乳房重建手术保持了乳房外形，但不能保持乳房的感觉。随着时间的延长，重建乳房皮肤的感觉可以恢复，但与乳房切除前的快感不同。乳房重建常常使女性对其形体感到满意，为自身提高自信。

乳房手术或放疗并不会降低女性的性欲，也不会降低滑润阴道、正常快感和获得性高潮的能力。有研究显示，大多数早期乳腺癌女性手术一年后能够情绪调节良好并获得性满足，生活质量与未患癌女性相近。

绝经后应用激素替代治疗的女性患乳腺癌后可能需要停用激素，如果感觉阴道干燥紧缩，可试用水性润滑剂或阴道乳剂。

21.2.8　怀孕是否会对乳腺癌复发产生影响

由于许多乳腺癌对雌激素敏感，人们会关心当乳腺癌治疗后，怀孕期间增高的雌激素水平可能增加复发的机会。然而，目前的研究显示，怀孕并不增加乳腺癌发生和复发转移的危险，只要肿瘤尚未转移到其他脏器且治疗很到位，可以考虑怀孕生育。

医生常常建议在乳腺癌治疗结束（手术、放疗和化疗）2 至 3 年之后怀孕比较合适，这是因为手术后 2 至 3 年内最容易复发。

21.3 乳腺癌引起性问题的处理

21.3.1 调整认识

当你第一次恢复性生活时，你可能害怕会疼痛，或者担心再也不会达到性高潮。最初阶段恢复的性生活可能不甚满意，就像人生成长过程中享受性爱的自然过程一样，你需要重新学习癌症治疗后如何感觉性快乐。

你生殖器周围对触摸最为敏感的区域可能有些变化，或许原来可以产生兴奋的区域现在会痛，你可能发现你以前最喜欢的性交姿势也已改变。

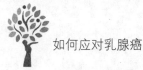

21.3.2　阴道干涩的处理

由于癌症治疗常常降低性兴奋时阴道的滑润程度，因此，你可能需要额外的润滑剂使性交更舒服。如果应用一种润滑剂，选择一种不加香料和颜料的水质胶为好，因为那些物质会刺激娇嫩的生殖器组织。

21.3.3　绝经期提前症状的处理

如果你正经历绝经期提前的困扰，最令人难耐的当属频繁出现的潮热，尤其在夜间更为严重。一些女性会出现性情暴躁且对性缺乏兴趣，出现这些症状的更多原因是紧张和睡眠不足而非只是激素减少。

补充激素有助于减轻阴道干涩和潮热症状，用药途径可以口服、注射或阴道乳剂。如果医生不建议应用补充激素的方法，潮热也可以应用控制神经系统对雌激素缺乏反应的药物，如可乐定、苯海拉明等，还可选用不含性激素的中药。学会放松也有助于减轻潮热。

目前尚无补充雌激素与乳腺癌复发转移之

间关系的直接证据。如果你的肿瘤对雌激素敏感，残存的癌细胞可能生长加快。所以，是否应用补充激素的方法应与医生共同协商，权衡利弊。

21.3.4　乳房缺失的处理

由于乳房的缺失，也就失去了在性活动中感知这一区域的愉悦。这时，需要鼓励对方爱抚身体的其他部位，如亲吻颈部、触摸大腿内侧和生殖器区域等，你可以发现新的性敏感区。女性常常羞于观察或触摸自己的私处，而熟悉和放松自己的生殖器对癌症治疗后恢复性愉悦十分重要。

21.3.5　身体疼痛的处理

性生活过程中的疼痛是女性最常见的问题，可以是生殖器区域的疼痛，也可以是其他部位的疼痛。即使是其他部位的疼痛也会干扰性生活的质量。疼痛可能出现在全乳房切除之后的患侧上肢，或某些化疗之后的手足刺痛，

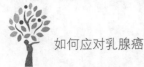

疼痛可能使你改变喜欢的性交姿势。

如果是非生殖器区域的疼痛，可采取以下措施：

（1）性活动选在白天，这时疼痛最轻。如果应用镇痛剂，应在性活动前1小时服用。寻找完全止痛又不太困倦的最佳用药剂量。

（2）选择一个对疼痛部位压迫最小的体位，如果有效，用枕头撑起疼痛区域并限制活动。如果某一动作会引发疼痛，选择合适体位，性交时由男方活动，你可引导他，告诉他你喜欢怎样，并用手指导他改变速度和深度。

（3）集中精力感觉性兴奋和性愉悦，从而淡化疼痛。

21.3.6 生殖器疼痛的处理

一些癌症治疗的另一副反应是生殖器区域的疼痛，性交可以引起阴道本身或周围组织的疼痛。如果性交时阴道润滑不够，会干涩疼痛或烧灼感，泌尿系统感染或刺激症状（蜜月性膀胱炎）的危险也增加。以下措施有助于减轻

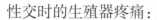

性交时的生殖器疼痛：

（1）在性兴奋非常强烈后再开始性交，因为只有在高度兴奋时，阴道才最长最宽，阴道壁也最润滑。对于绝经后女性，无论是自然绝经还是癌症治疗后绝经，则需要更长的时间才能达到性兴奋。

（2）性交之前，在阴道及其周围应用较多的水质滑润胶，也可应用阴道栓或乳剂。

（3）让伴侣知道哪种触摸会引起疼痛，告诉他不会疼痛的体位。通常情况下，轻抚阴蒂和阴道口周围不会引起损伤。

21.3.7　放松阴道肌肉及 Kegel 练习

女性一旦在性交过程中感到疼痛，常常变得紧张，致使阴道入口处的环状肌肉收缩，使性交更加痛苦。有时肌肉过于紧张，造成男方根本无法进入。

这种情况下，你应该试着感觉阴道肌肉的存在，并在性交过程中学会放松。控制阴道肌肉的方法称为 Kegel 练习法，是以妇产科专家

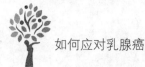

Arnold Kegel 博士命名的。Kegel 练习法能够帮助你在性交过程中减轻疼痛。

Kegel 练习法的第一步是自己感知阴道肌肉的存在，这束肌肉围绕阴道开口，同时兼有停止排尿的功能。在你排尿时，试着暂停几秒钟，体会肌肉是如何收缩的，当放松肌肉时，尿液就会再次排出。在不排尿时练习同样的动作，无须收腹及紧张腿部肌肉，也无须屏住呼吸，只是收紧阴道周围的肌肉。为了检测你是否找到了这束肌肉，将一手指插入阴道4~5cm，收缩阴道肌肉，体会是否有阴道壁突然裹住手指的感觉。一旦找到这束肌肉，就要练习控制它。Kegel 练习的基本步骤就是当你数到3时收紧肌肉，然后放松，反复练习收缩—放松动作 10 次，每天坚持 1~2 次。这些动作不会引起周围人的注意，因此，你可以随时完成，包括读书、看电视时均可实施。

Kegel 练习还能为夫妇间的性生活增加乐趣。如果在性交时，女方有节奏的收缩和放松她的阴道肌肉，将更容易集中感觉，男方也会感觉到你阴道的运动，使他更加兴奋。

然而，Kegel 练习法的最重要的益处在于可以帮助你在性交过程中放松阴道。当双方都已兴奋，男方准备进入之前，一定要确保阴道润滑，然后利用几秒钟时间收紧你的阴道，再尽可能地放松，然后令男方进入。在性生活开始前应做好沟通，如果你感觉疼痛，男方应马上停止抽动，由你再次进行收缩—放松阴道肌肉的活动。你可能希望控制进入的深度，可以采用女上位或用手引导男方。如果你感到紧缩或疼痛，则停止运动，并轻轻挤压围绕阴茎周围的阴道肌肉，当确定阴道放松后，再将阴茎送入深处。在性交过程中，如果开始感觉疼痛或不适，应随时停下来，进行 Kegel 练习。

如果性交非常痛苦和困难，你或伴侣可先送入一根手指，润滑手指并轻轻滑动，同时进行 Kegel 练习以放松阴道。当一根手指不再疼痛时，试着放入 2 根，然后 3 根。在男方阴茎插入之前，切记涂抹足够的润滑剂，而且一定要轻柔缓慢。

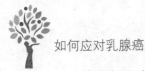

如果经过以上努力仍感阴道疼痛，则可能需要妇产科专家或性学专家的帮助。

21.3.8　乳腺癌手术后胸部的影响

一些乳房切除的女性在过性生活时，穿着短睡衣或是小背心，甚至只戴乳罩，将义乳置于其内。现在，义乳的形状做得越来越自然。

另一些女性发现在性生活过程中，义乳使人尴尬或妨碍活动。如果她不喜欢佩戴义乳，可能更愿意触摸乳房手术部位，她可能感觉无须隐藏手术瘢痕。实际上，只要双方都能接受，哪种方式都是正确的。

接受乳房重建的女性，原有乳房和乳晕的感觉可能不复存在。因为乳头部的感觉神经来自乳房深部，在乳房手术时被切断，保留或重建乳头的感觉要差得多。乳头周围皮肤的感觉也减弱，但随着时间的延长，部分感觉会恢复。

乳房重建对女性性生活有益，因为尽管原有触摸乳房的性快感不会完全恢复，但重建后的乳房使女性自身感觉完整并具吸引力。

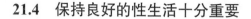

21.4　保持良好的性生活十分重要

无论男女，有生气的性生活是人类保持身心健康的重要组成部分，不但给身体带来愉悦，还能为你的生活增添希望和勇气。一些癌症患者，尤其是性器官受到损坏的患者，常常对恢复健康的性生活缺乏信心，需要一定时间的心态调整及有针对性的训练，帮助自己找回自信。

21.4.1　应对手术带来的形体变化

使自己感觉良好的关键，首先要集中精力观察自己悦目的部分，其次把癌症对你形体、体力和感觉的损害降到最低程度。通过掩饰癌症治疗后的变化和注意力的趋美转移，使你感觉更具吸引力。

镜像训练能够帮助你调整形体的变化：当你站在镜子前面时你都看到了什么呢？许多人只注意不愿意看到的部分，如苍白的皮肤、稀疏的头发和平坦的胸部等，而没有注意自己诱人的地方，如细小的腰身、深邃的大眼或美丽的微笑等。

抽出至少 15 分钟以上的时间独处，保证有充裕的时间认真打量你的形体，在尽可能大的镜子面前仔细研究。弄清自己哪部分看得最多？哪部分最不愿意看？你最欣赏自己的是什么？是否抓到了自身形体的"阴暗处"？癌症及其治疗是否改变了你的形象？

镜像训练首先是穿戴尽可能漂亮，穿着普通衣服或为掩饰癌症治疗出现的变化的特殊服饰，站在镜子前面，反复 2~3 次，或者你在镜子中能够说出至少 3 处看起来满意的地方。

当你看自己就像陌生人可能看到你一样感到舒服，镜像训练打扮得就像去约会情人，如果你正在化疗中，戴上假发或漂亮的头套，并略施淡妆。如果已做乳房全切，佩戴义乳及花边吊带睡衣，注视自己几分钟，重复这些步骤行镜像训练。你的什么地方最具吸引力且性感？自己说出至少 3 句赞美的话。

最后，行裸体下的镜像训练，如果你不愿意看到疤痕和光头，花充分的时间去适应这些部位，逐渐感觉这些部位已不像初次看到时那样"丑陋"。这时，如果你感到紧张，做深呼吸，在呼气时试着全身放松，不要停止训练，直到发现3处美丽或至少记住前面的3句赞美之词。

镜像训练还使你在爱人注视你时感觉更放松。就你的形象和感觉询问爱人他喜欢哪一点？这会帮助你找回自信，当你感觉不自信时就想想这些。

21.4.2　应对化疗带来的形体变化

接受化疗者最显著的变化是脱发，如果食欲受到影响时，可能会出现体重减轻、形体消瘦。另一方面，许多女性在化疗过程中和化疗之后体重反而增加。你可能面色苍白，还可能在肩部或上肢带着持久性的静脉导管。

一些化疗引起的形体变化可以通过修饰变得不明显，如果刚刚开始化疗，在开始脱发之前应该选购一个假发。如果你有一头长发，还可以剪下来植入假发，但价格会贵许多。假发

如何应对乳腺癌

透气性差且不太舒服，所以可以选择在外出或住院时再佩戴，在家里可以选择披肩、头巾、帽子或裸露。在夫妇性生活时，佩带哪种饰物感觉最好应该双方充分交流。

掩饰体重的增减、面色苍白和静脉导管并非易事，通常靠选择合适的衣服来实现。高领和长袖衣服可将导管隐藏，但夏天则太热，选择薄的织物要好一些。

不要为苍白的脸颊施浓妆，略施淡妆看上去更自然。

21.4.3　克服抑郁

身体保持活力是减轻抑郁和紧张的好方法，只要不过度活动，锻炼会使你感觉到活力和健康。学会放松还能减轻因治疗带来的恶心和疼痛。

如果抑郁持续存在，一些药物能够帮助你恢复性兴趣。医生所说的临床抑郁症有一系列症状，包括对性缺乏兴趣、对平时能够给你带来快乐的事情不感兴趣，甚至根本不能够感受快乐。这些感觉常伴随重度失眠、饮食习惯改变、疲劳、注意力不集中、感觉无助和无望。经药物治疗后，这些症状均会改善，并使你恢复性欲和自尊。

21.4.4 重建自尊

吸引力是自我形象的一个方面，美国著名癌症心理专家 Wendy Schain 博士形象地描述自尊就像一套银行账户。一个账户是你身体自我的净价值，即你的身体能做什么以及你看上去如何；第二个账户是你的社会自我，即与其他人相处的难易和你能指望从别人那里获得多少情感支持；第三个账户是你获得自我的总和，包括学历、工作和个人与家庭的关系；第四个账户是你的精神自我，包括你的信仰、道德观念和你从中获取的力量。日常生活中，你不断向各个账户注资，当癌症等危机出现时从中支出。在整个癌症的治疗过程中，你消耗了体力、付出了与他人之间的关系和职业目标，有时甚至是你对美好生活的信念。当其中一个账户"资

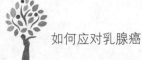

金"不足，甚至出现透支，需要向其他账户"借贷"以平衡你的总体账户。

努力认清癌症对你生活的"支出"，经过特殊努力，使你仍然活跃的账户获得新的"资金"。这样，你自我价值在某一方面的丢失并不会使你整体垮掉。如果癌症治疗影响了你的形象，关注来自朋友和家庭对你更深层次的关爱；如果由于治疗使你的工作中断，用你的一些精力来丰富你的社会生活或精神生活。

尽管有时你会感觉你的所有账户都在"资金短缺"，经过仔细观察，你会发现某个账户仍有"资金"入账。

21.4.5 加强交流

与伴侣恢复性活动最关键在于加强交流。许多人面对癌症的反应是退缩，她们害怕伴侣会由于分担恐惧或沮丧而加重思想负担，有时丈夫不会分享感觉。不幸的是，这样做的结果是每个人都要单独面对痛苦。没有哪对夫妇在经历癌症诊断和治疗时没有任何焦虑，那么为什么我们不可以共同讨论一下这些恐惧呢？这样共同分担这种压力远比一个人独撑强得多。

在疾病的压力下分享性快乐是夫妇感觉亲密的一种方式。如果你的伴侣心情压抑并冷淡你，你会担心性活动将被认为只是你的一种需要。你可以以一种健康、明确的方式谈起性的话题。"你永远也不要再碰我！"或"我们必须马上做爱，我不能忍受这种打击！"等这些责备和要求的话有害无益，你应该试着说出你的感受，使他理解你盼望关爱的心情。

21.4.6　克服焦虑

疾病过后，夫妇需要一起度过休闲时间，并缓慢开始性交流。多数夫妇对癌症治疗后的性生活存有焦虑，部分是由于担心不能使对方满足。探知自身享受性爱能力的放松方式是自我刺激或触摸。虽然手淫不是性生活恢复的必需步骤，但其有利，通过手淫的过程你可以感知癌症治疗是否改变了你的性反应而不用担心伴侣感到灰心。

尽管许多人从少年起就认定手淫为不良习惯，或至少不应提倡，实际上手淫并无太大危害。多数男性和女性在其生活的某一时刻都试着触摸过自己的生殖器，有些在享受美好性爱之时，仍时有手淫。无论男女，在其70岁甚至80岁时仍能享受自我刺激。

如果你不抵触这一做法，可不单纯抚摸生殖器，还应包括身体其他部位，注意给你带来的不同的感受。

21.4.7　恢复性生活

当你认为已经做好性活动前的准备，要创造机会寻找两人的私密空间，并营造放松温馨的气氛，如在房间内点上蜡烛或放上轻音乐。尽管你可能有些害羞，但也要让你的伴侣明白你的想法。

在抚摸过程中，需要多注意自我感觉，而不要多想对方。第一次抚摸应避免乳房和生殖器区域，你的目的是感觉放松和体会感觉的愉悦。

如果双方的第一次接触都感到放松，下一次可以扩大到生殖器区域。几次下来，双方逐渐增多对生殖器的爱抚，直到双方都能通过爱抚（或口交）达到高潮。

许多夫妇不愿意过多谈性，但在癌症治疗后，你性生活的"常规路线"可能需要改变，而这需要明确的交流，不要因为窘迫而保持沉默。你需要让伴侣明确知道你最喜欢哪种方式的爱抚。

在双方均意识到准备充分之前，不要进入"实质性"的性交。

21.5　单身女性的特殊问题

对于一位单身女性而言，癌症治疗带来的磨难更大。你可能没有朋友或像配偶一样的家庭成员；或许你还担心目前或将来的男友由于你的癌症而离开你。

由癌症带来的伤痛是显而易见的，如化疗造成的脱发。另一些损伤乍一看很难看出，如很难猜出行走在大街上的你做了乳房切除。可能癌症最隐蔽的伤疤还是对自身认识的伤害，你会担心以后将如何生活，甚至还会想到能活多久。如果你希望结婚或再婚，又不想让对方卷入这不确定的未来，则顾虑更多。

生育问题也会影响你们新的关系，因为你可能由于癌症治疗失去生育能力。即使仍有生育能力，你还会担心可能没有机会看着孩子长大。

在约会时常常避免谈及疾病问题，随着关系的密切，让对方了解真相也是冒险。在治疗过程中，你需要表现得勇敢和不在乎，甚至在癌症控制之后，你可以努力忘掉曾经的不快。

有时你可以忽视癌症，但是，确定关系是一种严肃的事情，沉默不是好办法。在确定婚姻关系之前，你们应该摊牌，尤其是你的生命或生育能力受到影响的情况下。否则的话，癌症将会成为你与对方坦诚交流的障碍，真心相爱的人需要接受对方的一切。

21.5.1　何时应该说明你的病情

理想情况下，当双方的关系决定进一步发展时就应该讨论你所患癌症的问题，而不应拖到结婚的时候。在一个双方处在放松而亲密的状态下讨论这个问题，你可以向男友提出一个留有许多答案空间的问题，如几年前我曾经患过乳腺癌，你认为会影响我们之间的关系吗？你还可以表述自己的感觉，如我迟疑没有提出自己癌症治疗的问题是怕你会弃我而去，同时也害怕想起那段痛苦的经历，但我真的想知道你是怎么看待这个问题的。

如果你做了乳房全切手术，你可能出现特殊的窘境。什么时候应该对你的新男友说出你的"隐私"，没有现成的规则，在第一次会面开始就说明显然不明智；另一方面，当关系发展到同居时再说明也将带来灾难。最好是在你感觉你们的关系已经达到可以信赖时再说清楚。

21.5.2　遭到拒绝的可能性

令人沮丧的现实是一些男友可能会由于你

的癌症治疗而离你而去。当然，几乎每个人在某一时刻都有被拒绝的经历，即使没有癌症，由于外貌、信仰、个性或自身条件等原因也会互相拒绝对方。可悲的是，一些患癌的单身女性禁锢自己，甚至没有主动约会的勇气。她们往往忽视自己的优点，认为由于癌症治疗的影响，没有男性会接受她们。虽然你待在家里不会遭到拒绝，但也错过许多创建幸福生活的机会。

21.5.3 改善你的社交生活

除了约会和性之外，改善你的社交生活十分重要。为了避免孤独，单身女性需要建立一个亲密朋友、普通朋友和家庭成员组成的网络，经常与朋友联系、互访和参加集体活动。积极参加有共同兴趣的组织或教育课程，以扩大你的社交圈。还可以参加由癌症患者组成的民间团体，如"抗癌乐园"，大家互相交流经验，增加战胜癌症、创造美好生活的信心。

如果你面对陌生人感到害羞，要练习如何

处理，可以面对镜子自己练习，也可以把密友或家人叫来扮演对方。

你甚至可以排练如何向约会男友诉说患癌经历。你真正想告诉他的信息是什么？用几种不同的方式表达出来，让朋友拿出反馈意见。你是有意识地吐露实情吗？让你的朋友扮演因癌症而拒绝你的新男友，朋友会告诉你最害怕听到的是什么，练习你的反应。

你能够以一种令人满意且有尊严的方式表达你的感觉吗？当你对自身价值充满信心并有能力应对遭到拒绝时，你已经为新的生活做好了准备。这样，当你开始会见生人或约会时，只把它当作一个学习的过程，而不是要求马上成功。

21.6 关于癌症与性之间关系的误解

21.6.1 性活动会引起癌症吗

通常情况下，性生活不会引起癌症。有时由于把性活动当成"罪孽"，所以人们担心癌症是由性活动引起的。如果癌症发生在与性相关的器官，如阴茎、前列腺、子宫和乳房，这种想法可能更普遍。

对大多数癌症而言，没有发现一个人的性生活与发生癌症的危险有关，癌症治疗后恢复性生活也不会增加癌症复发的机会。

少数几种癌症可能与一种病毒有关，而这种病毒是人与人之间通过性交传播的。这些癌症包括子宫颈、外阴、阴茎或直肠部的鳞癌，性传播疾病还包括卡波希肉瘤和艾滋病（AIDS）。

21.6.2　癌症可以通过性传播吗

癌症本身不会在人与人之间传播，即使是接吻、性交和口交等亲密接触也不会传染。这一点与艾滋病不同，后者是通过口腔、阴道和直肠等部位的体液交换传播的。AIDS 是由人免疫缺陷病毒（HIV）引起的。

一个人的癌细胞在另一个人体内根本不能存活和生长，原因是人体的免疫系统会把别人的癌细胞当成外来物而清除掉。

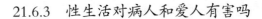

21.6.3 性生活对病人和爱人有害吗

一些癌症病人由于怕病情加重而停止过性生活，有时这种担心是模糊的，源于对癌症和性的不清楚。

尽管在癌症治疗中和治疗后的性生活通常是安全的，一些夫妇仍然无原因地终止。如果你已经知道性生活无害但仍未恢复，可能只是时间问题。想想你的感觉，是否曾有性的冲动和欲望？一定要让你的伴侣知道，只要你感觉好一些你就需要性。你需要向伴侣说明癌症治疗并不使性生活变得危险，癌症不会传染，性生活不会给伴侣造成辐射，化疗期间只有少数药物在阴道分泌液或精液中有很低浓度的存留。

21.6.4 癌症病人什么时候应停止性生活或需要注意

一些特殊情况，性生活可能带来损伤。子宫颈和膀胱肿瘤，有时性生活后会造成出血；手术后不适当的性生活会造成伤口出血或感染；应用静脉插管化疗的患者，有人担心性生

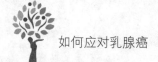

活会受影响，只要小心不要牵拉，则不会成为问题。

化疗和放疗期间，由于免疫系统功能受到抑制，容易招致感染。实际上，只要你无需住院，就不必忧虑性生活；但如果需要住院时，则应小心，此时接吻可能比性交更危险。

在性交后几分钟排尿可以清除招致泌尿生殖器感染的细菌，所以在性生活之前提倡多喝水。

21.7　乳腺癌患者的生育问题

乳腺癌是生育期女性常见的疾病，随着乳腺癌治疗水平的提高，大量患者可获长期生存，乳腺癌治疗后的生育问题也会浮出水面。想做母亲的愿望是每位女性的权利，随着我们对乳腺癌发病研究的逐步深入，部分希望生育的女性可能实现梦想。但是，在乳腺癌治疗的过程中，确实会对女性的生育能力造成损伤，而且对乳腺癌治疗后的生育过程也可能有些负面影响，所以在选择是否生育时应该权衡利弊。

21.7.1 乳腺癌治疗对生殖系统的影响

手术和放射治疗不会影响女性的生殖系统，但化疗可能损害卵巢功能而影响生育能力，主要表现为40岁以前即出现闭经。虽然大多数年轻人接受化疗后还有生育能力，但应该了解的是，由于卵巢功能损害而丧失生育能力的可能性确实存在，这对于还有生育要求的女性十分重要。

化疗对生育能力的影响取决于年龄大小、所用的化疗药物以及用药总量。一般来说，年龄越大、用药量越高对卵巢功能的损害就越严重。35岁以上的危险性高于35岁以下者。多种化疗药物会对生殖系统产生影响，烷化剂最易损害卵子和卵巢功能，而环磷酰胺是一种乳腺癌最常用的烷化剂。40岁以下的女性，约有一半会在化疗期间停经，但多数会在化疗结束后不久恢复月经。每位接受化疗的女性都有提前绝经的危险，有些甚至在化疗结束后直接进入绝经期，而另一些则发生在数年之后。

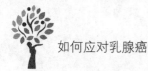

21.7.2　有生育计划的女性在化疗开始前可采取的措施

在化疗开始前以下措施可以帮助保留你的生育能力：

① 冷冻胚胎：冷冻胚胎被证实是一种成功保留生育能力的有效途径。首先，刺激卵巢多排卵，医生取出成熟卵子，在体外与伴侣或供体的精子结合，体外受精的胚胎被冷冻起来以备将来之需。每个冷冻胚胎植入子宫成功怀孕的机会是 10%~25%。

② 冷冻卵子：适合于单身女性，并且不愿意接受供体的精子。首先刺激卵巢排出更多的成熟卵子，然后医生取出卵子冷冻。冷冻卵子的受孕率低于冷冻胚胎。

③ 冷冻卵巢组织：适合于在化疗开始前没有时间刺激卵巢的女性。医生取出一侧或双侧卵巢，切成条状组织，其内含有生成激素的细胞和卵子，将这些卵巢组织冷冻，以后再移植回女性体内。移植成功者可以再次产生激素

并生产成熟卵子。

21.7.3 化疗期间如何保护卵巢功能

一种称作促黄体激素释放激素类似物的激素（LHRHa）可以保护化疗期间的卵巢。它使化疗期间的卵巢暂时停止工作，这就减少了化疗药物对产生卵子的卵泡细胞的损害。

21.7.4 化疗以后的生育问题

化疗后有几条途径可以生育：

① 自然和辅助怀孕：许多女性在治疗后可以自然怀孕，如果化疗没有直接进入绝经期，自然怀孕为最佳选择。如果不能自然怀孕，还可能通过接受不孕症的治疗实现怀孕。

② 冷冻胚胎、卵子和卵巢组织：对于化疗后没有直接造成不孕或进入绝经期的女性，也可能希望以后怀孕，但由于不知何时会提前闭经，部分女性选择在乳腺癌治疗后冷冻胚胎、卵子和卵巢组织以备以后之需。

③ 卵子和胚胎供体：化疗不孕或提前绝

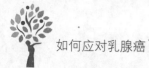
经的女性可以接受供体卵或供体胚胎而怀孕。供体卵可与伴侣的精子结合形成胚胎，然后植入不孕女性的子宫。应用年轻、健康女性的卵子增加成功的机会。

④ 代孕：将不孕女性的胚胎植入其他女性的子宫称为代孕。

⑤ 领养：适于不能或不愿意成为具有生物遗传联系母亲的女性。

21.7.5　激素在不孕治疗中的应用

一些不孕症在治疗过程中，通过激素催熟多个卵子，常用于需要冷冻胚胎或卵子的女性。但这些激素会升高体内的雌性激素水平，从而对乳腺癌产生负面影响。另外，还有更为安全的促进卵子成熟的方法，有试验显示，治疗乳腺癌的药物来曲唑或他莫昔芬可以保护乳房免受雌性激素的影响。

21.7.6　乳腺癌治疗后的怀孕和生育

目前科学家尚未完全了解怀孕对乳腺癌女

性的影响，大多数研究认为怀孕不会影响乳腺癌的复发和生存；甚至近期某些研究显示，怀孕、生育者的预后还好于未生育者。一些想生育的女性常被告知需在治疗 2~5 年后再怀孕，因为这一时段是乳腺癌复发的高峰时期。怀孕前还应了解化疗是否对心脏和肺造成损伤，因为一些未探知的损伤在怀孕的压力下可能显现出来。服用他莫昔芬期间怀孕是不可取的，因为他莫昔芬可能会对胎儿发育造成永久性损伤。癌症患者生育先天性疾病婴儿的比例与普通人群相似。而且出生的婴儿自身癌症的发生危险似乎也不高，除非是真正家族遗传性癌症。

但是，还应注意的是，有关患乳腺癌女性怀孕和生育安全性的问题尚缺乏长期随访研究。

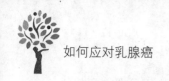

22 患癌的苦恼与对策

22.1 什么是患癌苦恼

当患者听到自己患癌的消息之后，要经历一段时间的"休克"期，也可称之为"诊癌苦恼"。当第一次把"你"和"乳腺癌"联系在一起时，你首先的反应是怀疑，"是不是弄错了？我真的患乳腺癌了吗？这怎么可能？"因为"乳腺癌"在你大脑中的反应是：我会死吗？我会失去乳房吗？我会疼吗？由此带来的感觉非常复杂，包括无助、悲伤、焦虑、惊慌、由恐惧到抑郁。除感觉外，由于紧张还可影响到你的思维和行为。

"诊癌苦恼"是一个正常人的正常反应，是"恐癌症"的一种表现，只是每个人的反应程度不同。一旦确诊为癌，尽管癌症治疗已有很大进步，但所有的人都会把自己和死亡联系在一起，她（他）们会想到未来、孩子和家庭，甚至会抱怨癌症为什么会降临到自己头上。确诊为癌后感觉自己不再安全，这种感觉可以持续存在，并且伴有焦虑和悲痛。

最痛苦的时段是等待第一次治疗，一旦开始治疗，感觉会变好，因为治疗为治愈癌症带来了希望。

癌症治疗可能出现的副反应，如疲乏、脱发、体重降低或增加，以及日常工作和生活被打乱，也是"苦恼"的原因。而完成治疗之后，还会出现更苦恼的一段时间，她（他）们会认为：治疗后就全靠我自己了，我只有等待下一步到底会发生什么。

治疗后的常规复查对患者也是一种考验，每次复查心里都会忐忑不安甚至焦虑万分，唯恐复发。生活中的任何不适都会和肿瘤复发联系起来，因此，恐惧和担心是癌症经历的一部分。

但是"正常水平"的"苦恼"是可以理解而不需特殊处理的，但严重的"苦恼"会影响你的治疗和生活。

22.2 患癌苦恼的程度判定

苦恼是癌症患者的正常反应，因此，很难区分正常与过度。以下症状可能需要引起重视：

（1）整天被恐惧所困扰，达到恐慌的程度。

（2）悲痛到感觉无法完成治疗。

（3）反常易怒。

（4）不能控制的疼痛、疲乏和恶心。

（5）注意力不集中、思维混乱和突然的记忆障碍。

（6）优柔寡断。

（7）感到绝望而无助。

（8）总是想着癌症和死亡。

（9）失眠（每天睡眠少于4小时）。

（10）饮食问题，包括食欲下降或无食欲，持续几周。

（11）家庭矛盾激化。

（12）对曾经给予你幸福和快乐的信仰和宗教提出疑问。

（13）感觉自己无价值和无用。

有时，一些过去的事情可能使你和你的家庭成员陷入更深的苦恼并需要帮助。这些事情包括：

（1）你的一位亲属死于癌症。

（2）最近失去了一位很要好的朋友。

（3）过去曾经患过抑郁症或有过自杀的念头。

（4）重提似乎与现在情况毫无关联的痛苦的往事。

（5）曾经有过自残或伤害他人的想法。

22.3　如何帮助自己应对癌症带来的苦恼

除了配合医生之外，许多患者愿意直接参与自己的治疗。以下是一些建议：

（1）采用以往对你解决危机和困难有帮助的方式。如果和其他人交流有帮助，就要找你感到舒服的人和他（她）谈论你的病情。如果你不喜欢和别人谈论你的病情，你可以选择放松、沉思、听音乐和其他有益的方式。记住

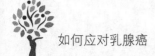

一点，应用曾经用过而且有效的方式，如果无效，试着尝试另外不同的方式。

（2）应付癌症要"只顾眼前"，把将来的担忧抛到脑后。把癌症治疗过程分阶段处理后就会感觉轻松许多。

（3）要找能耐心倾听你提问的医生，要保证有互相尊重和信任的感觉。了解可能出现的治疗副反应以及如何预防，做到有备无患。

（4）对你的整个治疗过程，包括化验检查、症状表现和副反应等详细记录，必要时及时向医生反映。

（5）不要相信"癌症等于死亡"这句话，许多癌症患者合理治疗后能够长期生存。

（6）不要自责，没有足够的科学证据证实特殊的性格、情感状态或过去痛苦的经历与癌症之间有直接联系。即使你可能由于吸烟或其他不良习惯增加了患癌危险，自责或自虐都是无济于事的。

（7）不要为你不能总是保持良好的心态而感到愧疚，尤其是当你感觉不是很好时。不论多么伟大的人都有"低潮期"，没有明确证据表明这一时期对你的健康和肿瘤生长有害，但如果这种低落的情绪经常出现或很严重，应该寻求医生的帮助。

（8）不要保持沉默，不要自己承担痛苦，要利用一切有利的资源寻求支持，包括你的家庭、朋友、医生、同事和一切能够理解你的人。

（9）对于你的担忧以及身体和心理的症状不要回避与你最亲近的人，在讨论治疗时，拉上他（她）与你一起去看医生。有研究显示，当一个人处在非常焦虑的情况下，常难听进别人所说的话，而这时一个密友或家庭成员可以帮助你分析。至少你的朋友或爱人可以把你由医院护送回家。

（10）不要轻易中断已经制定好的规律性的治疗而换用其他方案，但可以用一些对你无害而且安全的辅助综合治疗以改善你的生活质量。放化疗期间的任何用药都应和主管医生商量，因为有些药物在放化疗期间是不能用的。不要采纳"病友"的建议，也不要听取"好心人"

而非专业人员的建议。心理治疗、群体治疗和精神疗法有益而安全，是目前医生所鼓励的。

㉓ 乳腺癌复发及对策

乳腺癌治疗后都有复发可能，尽管大多数人不会复发，但对每一个体而言，这种危险时刻存在。对于每一个癌症患者来说，复发是最令人头疼的问题，也是最不愿意谈论甚至不愿意想的问题。乐观、开朗和有效的应对措施可以帮助你解决这一问题。

由于存在复发的可能性，把癌症作为一种慢性终身病更为确切，需要终生监测。

23.1 什么是癌症复发及为何会复发

癌症复发即在初始治疗一段时间后再次出现，这种复发间隔长则数十年，短则数月。有时，无论你应用什么治疗方法，总有少数肿瘤细胞存活，并最终生长到对身体造成威胁的程度。而且，复发不一定只在原来肿瘤部位，还可以出现在身体的其他部位，因此也称其为转移。乳腺癌最常见的转移部位是肺、肝、脑、邻近淋巴结和骨。如果是复发，无论在身体的哪个部位，仍然称为乳腺癌，因为这些肿瘤细胞仍然是乳腺癌细胞。

23.2 复发的类型

复发类型以出现在身体的哪个部位来划分，局部复发是指复发在乳房的原有肿瘤部位或其附近，实际上有时是新发肿瘤，但二者很难区分；区域复发是指复发出现在邻近区域淋巴结或周围组织而不是身体的其他部位；远位复发也称远处转移，是指肿瘤由原始部位播散至身体的其他部位或器官。

23.3 复发恐惧

一个人生活在恐惧中是非常痛苦而辛苦的事情，应该想办法克服这种心理。因为你常把每天疼痛和复发联系在一起，所以偶尔的疼痛也会使你怀疑自己复发。如果疼痛持续加重或持续几周都不缓解，你需要与主治医生联系，把你所有的症状和副反应都说给医生。多数情况下，这些症状并不是复发引起的。每一次与医生"成功"的会面，你对自己的健康可能都会增加信心，你脆弱的心态可能也会逐渐好转。

另一减轻复发焦虑的办法是在完成治疗后定期规律复查，定期与医生会晤会感觉可能的复发在监测之中，从而缓解压力。如果你对复发的焦虑心态过强，从而影响正常生活，甚至恐惧复发以至于不敢去复查，则需要与精神卫生专业的心理医生联系。

下面是减轻复发恐惧的几点建议：

（1）充分了解病情：一些研究发现，对自己的病情和治疗了解深入的患者比不知情者更能配合治疗并较快康复。

（2）宣泄情感：使恐惧、愤怒或忧伤这些强烈的情感得到宣泄可能对你摆脱这种情感的困扰有益，你可与朋友、家庭成员或心理医生交谈，如果你不喜欢和别人谈论你的癌症，还可以试试把这种感觉写到纸上。

（3）生活态度积极：保持积极向上的心

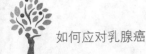

态，把握当前的生活。集中你的精力做好当前的事情，也为你的健康增添信心。

（4）学会放松：寻找适合你自己的放松的方法，如打太极拳、练瑜伽、听轻音乐、做按摩、长时间静默慢跑、沉思等均可尝试，只要这种活动可以使你的心绪变得平和。

（5）加强锻炼：走出房间，参与一些能够转移你注意力的活动，体育锻炼是一种缓解紧张压力的好方法。

（6）参加相应团体：加入到像"抗癌乐园""癌症之友"等民间自发团体当中，与那些和你患同样疾病的女性交流感觉、体会，使你不再感觉孤独。

（7）掌控自己：要学会控制自己，把自己的生活安排得井然有序也可使你减少恐惧感。参与自己的卫生保健，定期与医生会面，生活方式更加充满情趣，都会使你增加生活的信心。

23.4　加强随访的重要性

如果癌症复发，通常情况下多发生在确诊

后的几年内，乳腺癌治疗后的定期随访也很重要，你身体的任何变化和不一样的症状都应该向医生汇报，不同治疗后的随访时间也不一样。

随访的目的之一是尽可能早期发现复发，随访的内容包括医生的临床查体、血化验检查、乳房局部和转移易发部位的超声和放射线检查等。

23.5 降低复发危险

许多研究显示，患乳腺癌的女性，对侧乳房出现复发或新发乳腺癌的危险将增加 3~4 倍。这可能是由于乳腺癌致癌危险因素也与乳腺癌复发有关。

正如前述，有几项因素可以增加乳腺癌危险，包括无法改变的和与生活方式相关的危险因素，后者是通过努力可以改变的。

23.5.1 生活方式因素

近期分析发现，体重增加是乳腺癌复发的不利因素，这种复发危险的增加可能是由于激素的影响，绝经后肥胖的女性，雌激素水平常较高。因此应该鼓励健康饮食，坚持体育锻炼，保持标准体重。

23.5.2 辅助治疗

他莫昔芬临床已应用多年，可降低乳腺癌的复发危险，许多临床试验显示，应用他莫昔芬5年乳腺癌复发危险降低1/3以上。由于应用他莫昔芬也存在副反应，包括子宫内膜癌的危险，所以，每位女性在应用此药时都应权衡利弊。

芳香化酶抑制剂（包括阿那曲唑、来曲唑和依西美坦）应用于绝经后女性患者，在疗效和副反应方面均优于他莫昔芬，已经替代他莫昔芬成为多数患者首选。

手术前后的化疗，其主要目的也是降低复发危险。

23.5.3 激素的影响

由于多数乳腺癌对雌激素敏感，以前常认

为乳腺癌治疗后如果怀孕，因为激素水平高而增加复发危险，但目前的研究并不支持这种推断。如果需要怀孕，医生常建议至少在乳腺癌治疗 2 年之后，因为多数复发会发生在这两年之内。

激素替代治疗（HRT）是否会增加乳腺癌复发危险，目前这一问题还不清楚，甚至专家的意见也未统一。

23.6 第二癌

乳腺癌患者的另一重要的健康问题是发生第二种恶性肿瘤的可能性。新的肿瘤可能发生在原来治疗过的乳房内，也可以在对侧乳房，即使做了乳房全切手术，在瘢痕或皮肤处也可能再出现肿瘤。

有些第二癌是由第一种癌的治疗引起的，如一些患乳腺癌女性发生卵巢癌、子宫癌、肺癌、结直肠癌、结缔组织肿瘤、甲状腺癌、恶性黑色素瘤和白血病的危险也增加。对侧乳腺癌的发生与第一次乳腺癌的放疗可能无关，但某些

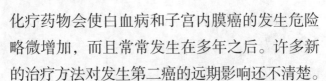
化疗药物会使白血病和子宫内膜癌的发生危险略微增加，而且常常发生在多年之后。许多新的治疗方法对发生第二癌的远期影响还不清楚。

另外，许多第二癌的发生与前一种癌的治疗并无关联，如某些遗传基因的改变可同时增加女性乳腺癌和卵巢癌的危险。

23.7　接受新诊断

发现癌症复发或得了第二癌可能是非常沮丧之事，对你的打击可能不亚于第一次诊断，想到接下来新一轮的治疗使你感觉更加沮丧、无助和恐惧。你责备自己做错了什么，或本应该做什么来预防复发，实际上，这种复发你是无法控制的。

你应该提前面对这种挑战，尽管不容易做到。努力保持良好的心态可以帮助你冷静思考，完成治疗与康复。

根据复发与第一次诊断的时间间隔长短不同，你可能需要重新考虑治疗方案，医学进步和新的知识可能使你有更好的选择。

放松情绪，减轻焦虑同样关键，而这时得到家庭和朋友的感情支持将比以往更为重要，他们能够帮助你闯过难关。

下面是应对复发的几点建议：

（1）参与你的治疗计划，充分了解病情，配合医生治疗。

（2）寻求支持，痛苦不要一个人承担，要求助于你的家人和朋友，与他们交流，分担你的感觉。

（3）放松自己，调整情绪，人生就有酸甜苦辣，战胜困难也是幸福。

（4）健康饮食，治疗前后应补充足够的营养，这对于保持体力和使身体尽快康复至关重要。

（5）在身体和精神上保持活跃状态，如果可能，保持规律的体育活动，在工作、娱乐和生活的其他方面保持活跃的思维。

23.8　复发癌和第二癌的治疗

复发癌的治疗可能包括外科手术、化疗、

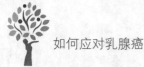

放疗和 / 或生物治疗。同一乳房第二癌的治疗，由于不能再次放疗，大多数需要全乳房切除，医生还可能建议全身辅助治疗。

总之，在治疗开始之前，医生会将预后和可能的治疗选择都提供给你，最后的方案还需要根据你目前的健康状况、以前乳腺癌的治疗和新肿瘤的部位及数目而定。

23.9　进展期癌和转移癌

进展期乳腺癌常指局部晚期乳腺癌，即局部肿瘤负荷较大。而转移性乳腺癌是指癌细胞从原来部位经血流或淋巴系统播散到身体的其他部位。

转移性乳腺癌的症状常见骨痛、气短、食欲不振、体重下降，神经系统症状包括头痛、呕吐、视力障碍等，在转移早期可无任何症状。

转移性乳腺癌的治疗是控制症状，治疗方法与第一次治疗相似。一种双磷酸盐制剂对骨转移有控制进展和减轻骨痛的作用。

（24）乳腺癌病人的饮食问题

乳腺癌一般对饮食影响不大，像其他健康饮食一样，多食新鲜蔬菜水果，远离油腻及油炸食品。

乳腺癌一般手术后 6 小时就可进食，开始进粥、面汤等半流体食物，以后逐渐过渡到正常饮食。手术后的一段时间应该进食富含蛋白质和矿物质的饭食，有利于伤口的愈合。

化疗期间的饮食见本书上一章节。

放射治疗，尤其是胸部放疗，对食欲也会带来不利影响，一般在放疗 2~3 周出现，4~5 周达高峰，放疗结束后 2~3 周逐渐消失。在此期间应进食高蛋白、高热量、高维生素食物，可以少量多餐。

乳腺癌治疗期间和治疗之后的饮食需要纠正一些错误认识，首先是过"补"，现在市场上各种保健补品名目繁多，姑且不论其功效如

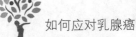

何，单就价格也让人咂舌。患者为了获得好的
效果甚至把自己的基本生活费都花在这些"神
奇的药品"上；更有亲朋好友为了表示关心，
送上花花绿绿的瓶瓶罐罐。在这种环境下，患
者和家属往往认为，不服用这些"药品"就不
保险。实际上，到目前为止，没有任何一种保
健品或免疫增强剂能够拿出足够的证据证明对
乳腺癌的生存有益。

的确，癌症患者在某一阶段身体的免疫力
低下，在此期间，选择应用一种可信度较高的
免疫调节剂可能有助于身体的康复，中医中药
也有类似功效，但无论哪种方法，都不宜长期
应用，一般以手术、化疗和放疗等治疗结束后
半年为宜。

饮食中另一种错误认识就是禁食许多高营
养食物，如曾流传癌症病人不能吃无鳞鱼、乌
鸡、公鸡、鸡蛋和羊肉等，认为这些食物会"发"，
即容易造成癌症复发和转移。可以负责任地说，
这些说法多为凭空想象，没有任何科学依据。
癌症患者，除了避免辛辣等对胃刺激太过的食

物之外，几乎没有任何忌讳。一个最简单的实例，西方发达国家的癌症患者，从来没有我们的诸多"发"忌，其复发转移的比例并不比我们高；相反，多年前，在我们医学科学落后较多的年代，尽管我们遵循这些忌讳，最终癌症复发转移的比例还是远高于发达国家。

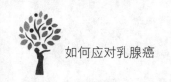

附录　乳腺癌常用的相关符号

• IDC 浸润性导管癌，为乳腺癌最常见的病理类型。

• ILC 浸润性小叶癌，为乳腺癌的一种病理类型，约占全部病例的 5%。

• DCIS 导管原位癌，为早期乳腺癌的一种。

• LCIS 小叶原位癌，是否为真正意义上的癌还存在争议，可能只是易发生乳腺癌的标志。

• ALN 腋窝淋巴结，几枚至几十枚，每个人的数量不等。

• SLN 前哨淋巴结，即淋巴引流的第一站淋巴结。

• ER 雌激素受体，存在于细胞内能够对雌激素产生应答反应的蛋白质，若为阳性，内分泌治疗的有效率高。

• PR 孕激素受体，存在于细胞内能够对孕激素产生应答反应的蛋白质，若为阳性，内分泌治疗的有效率高。

• *HER*-2 也称 c-erbB-2，为人表皮生长因子受体基因，其表达产物为被称为 P185 的蛋白质。在部分乳腺癌患者表达增加，预后不良，目前已有针对这种蛋白质的靶向治疗药物——赫塞汀。

• Ki-67 细胞增殖指数，代表细胞的活跃程度。

• PCNA 细胞核增殖抗原，代表细胞的活跃程度。

• *P*53 一种抑癌基因，临床所检出者主要为基因突变产物，若阳性可能预后不良。

• CEA 癌胚抗原，血液中的一种特殊蛋白质，多种恶性肿瘤会升高，乳腺癌复发转移时部分患者升高。

• CA-153 癌抗原 153，血液中的一种特殊蛋白质，多种恶性肿瘤会升高。乳腺癌复发转移时部分患者升高。

- E2 雌二醇，为人体内主要的雌激素。
- FSH 卵泡刺激素，为人体内刺激卵巢功能的激素。